DE L'OZÈNE

ET

DE SON TRAITEMENT

PAR

A. D'AZAMBUJA,

Docteur en médecine des Facultés de Paris et de Rio-Janeiro (Brésil,
Membre fondateur de la Société de médecine de Montévidéo
(République Orientale de l'Uruguay).

PARIS

ADRIEN DELAHAYE, LIBRAIRE-ÉDITEUR

PLACE DE L'ÉCOLE-DE-MÉDECINE

1875

DE L'OZÈNE

ET

DE SON TRAITEMENT

PAR

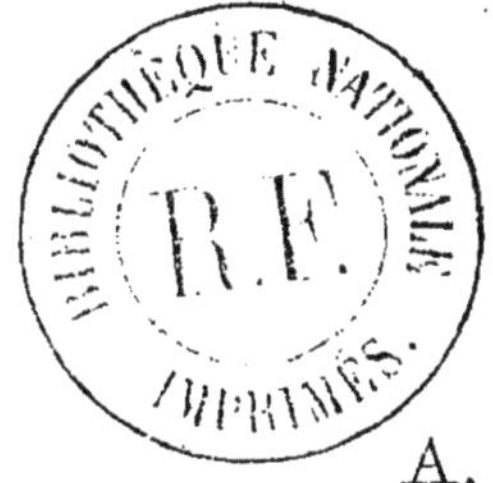

A. D'AZAMBUJA,

Docteur en médecine des Facultés de Paris et de Rio-Janeiro (Brésil),
Membre fondateur de la Société de médecine de Montévidéo
(République Orientale de l'Uruguay).

PARIS

ADRIEN DELAHAYE, LIBRAIRE-ÉDITEUR

PLACE DE L'ÉCOLE-DE-MÉDECINE

—

1875

DE L'OZÈNE

ET

DE SON TRAITEMENT

> « Les ulcérations des fosses nasales ne constituent pas une espèce morbide définie. Elles présentent, en effet, presque autant de variétés qu'elles reconnaissent de causes différentes, et malheureusement presque toute cette partie de la pathologie des fosses nasales est encore à faire. »
>
> (DUPLAY, *Path. ext.*, t. III, p. 798.)

Le mot ozène est généralement regardé comme synonyme de *coryza ulcéreux*. C'est, du moins, la définition qu'on en donne dans les ouvrages classiques ; c'est aussi l'idée qu'on s'en fait généralement dans la pratique. Cette définition est évidemment trop exclusive, ou, si l'on veut, trop affirmative ; il n'est nullement démontré, en effet, que l'ozène soit toujours symptomatique d'ulcération des fosses nasales. On pourrait, d'un autre côté, considérer l'ozène comme un symptôme, et dire qu'il y a ozène ou punaisie chaque fois qu'il y a fétidité des gaz expirés par le nez ou contenus dans les fosses nasales ; telle est même la définition à laquelle nous avons cru devoir d'abord nous arrêter ; mais c'était évidemment aller trop loin : c'était faire rentrer dans l'ozène le cancer des fosses nasales. Nous préférous, pour ce motif, la définition suivante : l'*ozène* est un coryza fétide chronique ; en d'autres termes, pour qu'il y ait ozène, il faut : 1° qu'il y ait fétidité de l'air expulsé par le nez ou contenu dans les fosses nasales ; 2° que cette fétidité se produise dans ces cavités ; 3° qu'elle reconnaisse pour cause des lésions inflammatoires des parties constituantes du nez ou encore de l'arrière-cavité des fosses nasales.

Notre sujet étant ainsi compris, nous en diviserons l'étude comme il suit :

1° Étude de l'ozène considéré comme symptôme, abstraction faite de la nature des lésions qui peuvent lui donner naissance, et diagnostic du symptôme ;

2° Étude et diagnostic des diverses formes de coryza fétide ;

3° Traitement de l'ozène.

I

Signes et diagnostic de l'ozène en général.

Le signe fondamental, essentiel, de l'ozène, c'est la *fétidité*. C'est cette fétidité qui a valu son nom à la maladie (ὄζειν, puer). On l'a souvent comparée à celle de la punaise écrasée ; d'où le nom de *punaisie* appliqué à la maladie, et celui de *punais* à ceux qui en sont atteints. Nous n'avons pas à nous prononcer sur le plus ou moins de valeur de cette comparaison, pas plus que sur celle des autres qu'on a pu employer.

Considéré au point de vue de la fétidité, l'ozène présente plusieurs degrés. Au début, la fétidité n'est pas constante ; elle n'existe quelquefois que le matin ; elle est souvent alors perçue par le malade, qui sent le besoin, après s'être mouché, de recourir à des moyens de propreté. Elle augmente lorsque le sujet vient à être pris d'un coryza aigu. On sait, du reste, que certains individus ne peuvent avoir de catarrhe nasal sans que la sécrétion devienne plus ou moins offensante. Cette particularité se rencontre surtout chez les individus scrofuleux ou affligés de sueurs fétides des pieds ou des aisselles.

Plus tard, la fétidité, toujours plus prononcée le matin, devient continue, et finit par être tellement repoussante, que le médecin est obligé de recommander au malade, pendant qu'il pratique la rhinoscopie antérieure, de ne pas respirer par le nez.

Cette puanteur épouvantable n'est presque jamais perçue par le malade. On a donné de ce fait diverses interprétations, mais la seule qui ait joui d'une certaine autorité, et qui mérite, par conséquent, d'être prise en considération, consiste à dire que, dans ce cas, les ulcérations siégent à la partie supérieure, sinon à la voûte même des fosses nasales, et que, par conséquent, les nerfs olfactifs étant atteints par le mal ou détruits, ne peuvent plus remplir leur action physiologique. Or, de l'avis de tous ceux qui ont l'habitude de l'exploration des fosses nasalés, les ulcérations de la moitié supérieure de ces cavités sont relativement rares, et rien cependant n'est plus fréquent que l'absence de perception subjective dont nous parlons; on doit donc en chercher les causes ailleurs. Ces causes sont au nombre de trois : en premier lieu, l'état pathologique de la muqueuse de Schneider, son inflammation chronique avec épaississement ou œdème; cette première cause compromet déjà gravement l'odorat ; elle a, du reste, été signalée par nombre d'auteurs. La seconde est toute mécanique ; comme nous ne l'avons pas trouvée signalée, nous croyons devoir en parler avec quelques développements. Lorsqu'on vient à examiner pour la première fois les fosses nasales d'un individu atteint d'ozène, le plus souvent l'exploration reste sans résultat, à moins que les lésions ne siégent tout près de l'orifice postérieur des narines ; la muqueuse pituitaire est tellement épaissie, boursouflée, qu'elle semble tout obstruer, et cependant, si l'on recommande au malade de souffler par le nez, l'air passe ; c'est que l'épaississement porte surtout sur la muqueuse des cornets, et que cette muqueuse, rouge, boursouflée, arrive jusqu'au contact de la cloison ; c'est ce que l'on observe surtout pour les cornets inférieur et moyen ; les méats se trouvent ainsi transformés en canaux complets dans lesquels circule l'air de la respiration, et, comme c'est dans la moitié inférieure au-dessous du cornet moyen que siégent souvent les lésions du coryza fétide, c'est dans son passage à travers les canaux qu'il s'imprègne de substances putrides ou en voie de décomposition. Si le malade n'en est pas affecté, c'est qu'il se trouve pathologiquement dans les mêmes conditions que celui où se trouve expérimentalement l'individu chez lequel on dirige, au moyen d'une carte à jouer roulée en tube, un courant de gaz odorant sur le plancher des fosses nasales ; dans les deux cas, les substances odorantes n'arrivent pas à la partie olfactive du nez ; dans les deux cas, il y a défaut de perception des odeurs.

La troisième raison pour laquelle !a fétidité n'est pas perçue par le sujet, c'est qu'il est impossible de *flairer*, d'appeler vers la partie supérieure des fosses nasales l'air contenu dans ces cavités ; pour l'air qui entre par les narines, on peut, au moyen d'appels plus énergiques et répétés, au moyen de ce que, par analogie, on pourrait appeler l'*accommodation* de l'isthme nasal, faire arriver l'air en plus grande quantité dans l'organe de l'olfaction proprement dit ; la chose est encore possible pour l'air contenu dans le pharynx, grâce aux contractions du voile du palais ; rien de pareil n'existe pour l'air contenu dans la partie inférieure des fosses nasales ; des divers éléments qui constituent le *flair*, un seul reste possible, c'est l'application de la volonté, l'attention.

Les mêmes causes expliquent l'*anosmie*, si fréquente dans l'ozène. L'anosmie est complète ou incomplète ; elle est quelquefois complète, en ce sens que l'individu ne sent rien sans flairer, mais le *flair* est encore possible. Cette espèce d'anosmie est très-fréquente et s'explique facilement. A l'état normal, les cornets ne vont pas jusqu'à la partie antérieure des fosses nasales ; ils laissent, entre leur extrémité antérieure et celle-ci, un espace facilement perméable à l'air, dont la colonne inspiratoire va se briser sur eux ; mais, lorsque la muqueuse est épaissie, boursouflée, cet espace se restreint de plus en plus ; il n'est plus perméable que sous l'influence de l'effort ; il faut flairer ; à un degré plus avancé, l'obstruction est complète, et avec elle l'anosmie. Telle est, croyons-nous, l'interprétation la plus rationnelle des phénomènes subjectifs qu'on observe du côté de l'olfaction chez les individus atteints d'ozène.

Les autres symptômes de l'ozène, tels que l'expulsion des croûtes, les écoulements purulents ou séropurulents, les épistaxis, n'appartiennent pas à l'ozène en général ; ils appartiennent, d'une manière plus ou moins spéciale, à certains ozènes, ou du moins présentent, suivant les variétés, des caractères divers. C'est pourquoi nous avons cru devoir en renvoyer l'étude à la seconde partie de notre travail, consacrée, comme nous l'avons dit, à l'ozène dans ses diverses variétés. Nous nous contenterons donc de mentionner ici l'*enchifrènement*, avec ses alternatives d'amélioration et d'augmentation, et son passage fréquent à l'état subaigu, surtout dans le coryza scrofuleux.

Diagnostic. — Le diagnostic symptomatologique de l'ozène est généralement des plus faciles. Il suffit, pour le reconnaître, de constater la fétidité, et que cette fétidité vient des fosses nasales, ou, pour parler plus rigoureusement, qu'elle prend naissance dans ces cavités ou dans la portion nasale du pharynx. On pouvait confondre l'ozène avec la fétidité de l'haleine reconnaissant pour cause des lésions des voies respiratoires ; il suffit, pour éviter l'erreur, de faire respirer alternativement par le nez et par la bouche ; si la fétidité est due à l'ozène, elle n'existe plus lorsque la respiration se fait par la bouche ; elle persiste dans le cas contraire. L'erreur serait plus facile à commettre s'il y avait à la fois fétidité de l'haleine et ozène ; mais, même en pareil cas, outre la différence de la fétidité, on aurait, pour trancher la question en faveur de l'ozène, l'expulsion des croûtes, l'enchifrènement, et, par-dessus tout, l'exploration directe des fosses nasales.

Une autre cause d'erreur a été signalée par Trousseau, c'est la persistance de la fétidité dans l'expiration par la bouche, par suite de la pénétration dans le pharynx du pus provenant des fosses nasales. Il suffirait, pour l'éviter, de pratiquer une irrigation des fosses nasales, et de renouveler ensuite l'épreuve.

L'ozène pourrait être encore confondu avec les néoplasmes ulcérés des fosses nasales; cette partie du dia·gnostic trouvera mieux sa place dans la seconde partie de ce travail.

II

Des diverses variétés d'ozène; symptômes et diagnostic.

Avant d'aborder cette seconde partie de notre sujet, nous croyons devoir entrer dans quelques détails sur certaines difficultés d'exploration des fosses nasales. Cela pourra paraître étranger à notre sujet, et par conséquent fastidieux; mais nous aimons mieux pécher par là que de nous exposer à manquer de clarté. Cette digression ne sera, du reste, pas bien longue, et elle pourra n'être pas sans quelque utilité pour ceux qui seront peu exercés au maniement du *speculum nasi.*

L'exploration des fosses nasales se fait soit au moyen du *speculum nasi*, soit au moyen du *rhinoscope*. Nous n'avons pas à décrire ici ces deux méthodes d'exploration, pour l'étude desquelles nous nous contenterons de renvoyer au *Traité de pathologie externe* de Follin, continué par M. Duplay (tome III, *sub finem*). De ces deux méthodes, la rhinoscopie antérieure seule présente, dans certains cas d'ozène, quelques particularités embarrassantes.

Lorsque l'ozène existe depuis longtemps, les ailes du nez sont souvent épaissies, déformées, les narines aplaties; tant que les choses en restent là, l'exploration n'est pas difficile; on est simplement un peu gêné; mais il n'en est plus de même lorsqu'à la déformation des narines, à la perte de souplesse des ailes du nez, vient s'ajouter le rétrécissement de l'isthme nasal; cette espèce de *phimosis accidentel* est très-fréquent, surtout chez les individus atteints de coryza scrofuleux, par suite de l'épaississement du bourrelet muco-cutané qui sépare la narine de la fosse nasale. Cet épaississement reconnaît pour cause les éruptions répétées, vésiculeuses ou vésiculo-pustuleuses (eczéma, impétigo), éruptions répétées qu'on observe si fréquemment à la face interne des narines; on doit encore l'attribuer en partie à l'obstacle à la circulation de la lymphe résultant des engorgements ganglionnaires. Le phimosis est quelquefois assez marqué pour que le *speculum nasi* ne puisse être introduit sans douleur, complètement ou d'une manière utile, la perte de souplesse des tissus s'opposant à ce que l'instrument puisse être relevé de manière à rapprocher sa direction de l'horizontale; mieux vaut, en pareil cas, renoncer à l'exploration immédiate, et combattre le phimosis par des moyens appropriés, tels que des lotions émollientes, des fumigations et, plus tard, des lotions astringentes ou légèrement cathérétiques. On parvient ainsi, en peu de jours, à modifier assez l'état des tissus pour pouvoir introduire le spéculum et le manier utilement, sinon toujours, avec facilité. Le temps qu'on y consacre n'est pas, du reste, du temps perdu; on peut l'employer à faire dans les fosses nasales des irrigations dont les inconvénients sont nuls et sur les avantages desquelles nous aurons l'occasion de revenir.

Une deuxième difficulté d'exploration réside dans l'obstruction complète des fosses nasales, tant par le boursouflement de la muqueuse que par la présence de mucosités, de détritus, et plus rarement de masses caséeuses. On peut bien introduire le spéculum, mais la fosse nasale est complètement méconnaissable; à moins qu'il n'y ait des ulcérations au niveau ou en arrière de l'isthme, il est impossible de rien distinguer. Ici encore, le meilleur moyen de tourner la difficulté consiste à faire des irrigations qui serviront à la fois de moyen de diagnostic et de moyen de traitement.

Les coryzas fétides chroniques peuvent être divisés en :
1° Coryza chronique simple ou ozène non ulcéreux;
2° Coryza chronique ulcéreux ;
3° Coryza nécrosique;
4° Coryza caséeux.

1° *Coryza chronique simple ou ozène non ulcéreux.*

L'existence de l'ozène simple non ulcéreux ne saurait être contestée (Obs. 1, 2, et 3). Il est admis, d'une manière très-nette, par M. Duplay, qui le considère même comme n'étant pas rare. « Il n'est pas rare, dit-il, que l'haleine des individus atteints de coryza chronique soit plus ou moins fétide. C'est là une variété d'ozène, nom sous lequel on a confondu toutes les maladies caractérisées par la mauvaise odeur de l'air expiré par les fosses nasales. » Cette fétidité de l'haleine n'est cependant pas aussi prononcée dans le coryza chronique simple que dans le coryza ulcéreux, et surtout le coryza nécrosique; telle est, du moins, l'impression qui nous est restée des cas que nous avons pu observer. C'est cette variété d'ozène que nous avions en vue lorsque nous avons parlé plus haut de la fétidité de l'ozène au début,

Dans un cas cependant, dont on trouvera l'observation détaillée à la fin de ce travail (obs. XII), cette fétidité était des plus prononcées. Le sujet avait été renvoyé pour ce motif de l'armée, où il avait le grade de sous-officier, et les récidives fréquentes de l'affection, dès qu'il venait à cesser le traitement, ne lui ont pas permis d'y rentrer.

On comprend que l'ozène simple puisse être le résultat de l'inflammation chronique de la muqueuse de Schneider, par suite de la présence d'un calcul nasal ou d'un corps étranger dans les fosses nasales ; le plus souvent, cependant, l'ozène n'apparaît qu'autant qu'il s'est produit des ulcérations. En dehors de cette possibilité, qu'il suffit de mentionner, l'ozène simple est toujours diathésique, et, dans l'immense majorité des cas, sinon dans tous, il reconnaît pour cause la scrofule. Mais toutes les variétés de coryza chronique scrofuleux ne donnent pas lieu à de l'ozène ; il en est une surtout, très-fréquente chez l'enfant, qui ne s'accompagne pas de fétidité ; nous voulons parler de celle qui est désignée, par M. Duplay, sous le nom de coryza œdémateux. La muqueuse de Schneider est épaissie, boursouflée, mais pâle ; elle a perdu sa coloration rosée ; c'est à peine si, de distance en distance, on aperçoit quelques traînées rougeâtres indiquant la présence de vaisseaux. Si, au moyen du stylet, on exerce sur elle, surtout au niveau des cornets, une pression lente et progressive, elle cède et se laisse déprimer, on n'aperçoit ni des croûtes ni du mucus concret et tenace.

Lorsqu'il y a ozène, le coryza est humide ou sec ; dans le premier cas, le plus fréquent sans contredit, la muqueuse est épaissie, boursouflée, rouge ; la fosse nasale se présente sous l'aspect que nous avons décrit

plus haut, lorsque nous avons cherché à expliquer
l'absence de perception subjective de la fétidité de
l'haleine et l'anosmie à ses divers degrés. En face
d'une fosse nasale ainsi obstruée, le diagnostic im-
médiat est impossible; rien ne permet d'affirmer, en
effet, qu'il n'existe pas d'ulcérations dans les parties
inaccessibles à la vue; il faut savoir attendre; l'attente
est, du reste, sans inconvénient, puisque la précision du
diagnostic n'est nullement nécessaire pour instituer le
traitement local. L'enchifrènement est très-prononcé;
les fosses nasales obstruées sont, alternativement, et à
de très-courts intervalles, imperméables et perméables
à l'air; l'écoulement séreux ou muco-purulent est abondant; les liquides sécrétés déterminent de l'irritation
daus les narines et sur la face externe de la lèvre supérieure; d'où des exulcérations irrégulières, doulou-
reuses, dont quelques-unes se recouvrent de croûtes,
et qui, constamment irritées, déterminent l'épaississement des tissus des narines et le phimosis nasal.

Le catarrhe sec est caractérisé, comme le mot l'indique, par le défaut de sécrétion, par la sécheresse de
la pituitaire; il semblerait de prime abord que cette
variété ne peut jamais devenir fétide. Il n'en est cependant pas ainsi : quelquefois en effet, quoique rarement,
on ne rencontre comme lésions anatomiques, chez les
individus atteints d'ozène, que la rougeur sans boursouflement de la muqueuse; mais, en y regardant
avec plus d'attention, on aperçoit, vers la partie postérieure des fosses nasales, des masses d'un jaune bru-
nâtre, étalées en lamelles irrégulières, presque toujours
allongées dans le sens vertical; ces lamelles adhérentes
peuvent cependant être détachées au moyen du stylet;

ce n'est autre chose que du mucus concrété tenace et en voie de décomposition ; ces lamelles occupent non-seulement les fosses nasales, mais encore le pharynx, où, à cause de l'éloignement, on serait tenté de les prendre pour des ulcérations. On les rencontre aussi sur la face postéro-supérieure du voile du palais ; elles descendent jusqu'au niveau de son bord libre, ce qui permet de les apercevoir au fond de la gorge, lorsque le voile se relève ; elles coexistent avec les lésions bien connues de l'angine granuleuse. On en trouvera un exemple dans notre observation XII.

Diagnostic. — Nous avons déjà appelé l'attention sur la nécessité de ne formuler un diagnostic d'ozène simple non ulcéreux, qu'autant que l'état des parties aura permis de faire une exploration exacte des fosses nasales. Vouloir aller plus vite serait s'exposer à méconnaître l'existence d'ulcérations dont la présence viendrait plus tard se révéler. Il arrive quelquefois, en effet, qu'après n'en avoir pas aperçu dans les premières explorations, on en constate l'existence dans une exploration ultérieure ; cela est surtout vrai des petites érosions très-superficielles signalées par M. Duplay, et siégeant très-probablement à l'orifice des glandes. L'existence de ces petites érosions, difficile à constater, pourrait être à la rigueur invoquée comme un argument par ceux qui considèrent l'ulcération comme la lésion nécessaire, comme la caractéristique de l'ozène ; on pourrait soutenir, en effet, que, lors même qu'il n'y a pas d'ulcération apparente, il en existe toujours dans quelque recoin de la muqueuse inaccessible à l'exploration, par exemple à la face inférieure des cornets ; à cette objection nous répondrons, avec M. Duplay, « que les ulcérations des fosses nasales se développent presque constamment sur la cloison et sur la face supérieure des cornets, en sorte que, si l'examen direct ne permet pas d'en découvrir sur ces points, on peut presque affirmer qu'il n'en existe point ailleurs. » Du reste, l'existence de la fétidité de l'haleine, même dans des cas de coryza aigu, signalée par Trousseau, ne permet pas de révoquer en doute l'existence de l'ozène en dehors de tout processus ulcéreux.

Existe-t-il un ozène syphilitique simple non ulcéreux? Dans l'état actuel de la science, nous ne saurions ni le nier, ni l'affirmer. On observe bien chez les syphilitiques un coryza simple qui survient en même temps que l'angine syphilitique, sans plaques muqueuses, quoique plus rare qu'elle; mais il ne s'accompagne pas ordinairement de fétidité de l'haleine. Nous croyons cependant devoir appeler l'attention sur un cas qui nous a été communiqué par M. Foix, et dont on trouvera plus loin l'observation détaillée (obs. IV). Il s'agit d'un individu atteint de syphilis grave à marche rapide, qui, après avoir eu de nombreuses plaques muqueuses de la gorge, fut atteint de coryza avec fétidité de l'haleine. Cette espèce d'ozène persista encore un mois après la guérison des plaques muqueuses de la gorge, et ne céda qu'à un traitement local. La rhinoscopie antérieure, pratiquée avec le plus grand soin, ne permit pas de constater d'autres lésions que celles d'un coryza chronique simple; il est à regretter que l'état de la gorge n'ait pas permis de pratiquer la rhinoscopie postérieure, et de s'assurer s'il n'existait pas des plaques muqueuses à la face supérieure du voile du palais ou de la partie postérieure des fosses nasales. Nous devons mentionner, enfin, comme cause possible de l'ozène simple, les diathèses arthritique et herpétique, surtout cette dernière ; nous verrons, en effet, qu'elle a été considérée comme pouvant donner lieu à une variété d'ozène ulcéreux.

2° *Coryza chronique ulcéreux.*

A. *Ulcérations scrofuleuses.* — Les ulcérations scrofuleuses des fosses nasales sont presque toujours consécutives au coryza chronique, et plus particulièrement au coryza chronique humide. Il est assez facile, en voyant un certain nombre de malades, de se rendre compte de leur évolution. A un premier degré elles se présentent sous forme d'exulcérations superficielles, irrégulières, à bords déchiquetés, rarement d'apparence festonnée, comme si elles résultaient de la réunion de plusieurs des érosions dont nous avons parlé plus haut ; nous verrons plus loin que le diagnostic en est quelquefois difficile à cette période. A un degré plus avancé, l'ulcération est plus profonde, plus manifeste ; elle est alors recouverte de croûtes généralement molles, de couleur jaune sale ; lorsqu'elle est débarrassée de ses croûtes, son fond apparaît coloré en rouge. A une troisième période, la lame muqueuse de la membrane de Schneider est complètement détruite, le fond de l'ulcération est blanc sale, aréolaire ; on voit manifestement que la lame fibreuse est en voie de destruction, que les faisceaux en sont dissociés, et que la surface est très-irrégulièrement aréolaire, présentant des saillies blanchâtres séparées par des points de couleur sombre ; en portant successivement le stylet sur ces points, on reconnaît quelquefois que l'os est à nu ; dans tous les cas, la fétidité de l'haleine est des plus repoussantes, il s'écoule par les narines une quantité généralement peu abondante d'un ichor très-fétide. A un dernier degré, enfin, l'os est à nu sur une assez grande surface ; il ne se mobilise que longtemps après, et le séquestre finit par être expulsé. Ces ulcérations, que nous venons de décrire, n'ont pas de siége de prédilection ; on les rencontre sur la cloison, sur la face externe des cornets, qu'elles dépassent souvent en haut ou en bas, sans qu'on puisse les suivre jusqu'à leurs limites ; tantôt il n'en existe qu'une, d'autres fois elles sont multiples, on en rencontre trois, quatre ou davantage. C'est dans cette variété d'ozène surtout que l'exploration est difficile au début. Les fosses nasales sont obstruées ; après quelques jours d'irrigation répétées, une partie, l'antérieure, se dégage, et l'on aperçoit alors une ulcération ; au fur et à mesure que la désobstruction avance, on en aperçoit une ou plusieurs autres situées plus en arrière ou plus haut ; ces diverses ulcérations peuvent se présenter à des degrés différents, depuis la simple exulcération superficielle jusqu'à la dénudation et la nécrose d'une partie du squelette.

Un seul des caractères que nous venons de passer en revue a une véritable valeur diagnostique ; nous voulons parler de cette disposition aréolaire de l'ulcération à fond grisâtre ; on l'observe surtout du côté de la paroi externe des fosses nasales.

La marche de ces ulcérations est essentiellement chronique ; elles durent des années et présentent une ténacité remarquable ; lors même que par un traitement quelconque la guérison paraît avoir été obtenue, elle ne doit être regardée comme définitive qu'autant qu'il n'y a plus de coryza, et que la pituitaire est revenue d'une manière absolue ou relative à l'état normal.

B. *Ulcérations syphilitiques*. — Les ulcérations syphilitiques des fosses nasales reconnaissent deux processus différents. Nous n'avons pas à parler ici du chancre et des plaques muqueuses qui, vu leur rareté, ne méritent d'être mentionnées que comme curiosité. Nous considérerons successivement l'ozène syphilique chez l'enfant et chez l'adulte. Les manifestations nasales de la syphilis héréditaire, chez l'enfant, n'ont pas été étudiées à l'aide de l'exploration directe; il nous est donc impossible de préciser d'une manière rigoureuse le processus de l'ozène syphilitique infantile. Il faut cependant tenir grand compte de la remarque de Trousseau; d'après l'illustre professeur, l'ozène proprement dit est toujours précédé de coryza humide avec enchifrènement et écoulement muqueux abondant; c'est donc, consécutivement à l'inflammation de la pituitaire que se développeraient les ulcérations très-probables de l'ozène. Nous n'insisterons pas davantage sur cette question, l'expérience personnelle aussi bien que celle d'autrui nous faisant défaut.

Chez l'adulte, les ulcérations syphilitiques des fosses nasales se développent de diverses manières; tantôt ce sont de véritables syphilides de la muqueuse pituitaire, qui ne diffèrent des syphilides de la peau que par le siége; tantôt, au contraire, ce sont des gommes ulcérées; d'autres fois, enfin, ce sont l'ostéite et la nécrose syphilitiques qui leur donnent naissance; nous aurons à revenir sur cette dernière espèce d'ozène syphilitique à propos du coryza nécrosique.

Il est très-probable que les syphilides des fosses nasales sont consécutives à des éruptions analogues à celles que l'on observe du côté de la peau, telles que la pustule et le rupia syphilitiques. Cette évolution n'a cependant jamais été constatée, ce qui s'explique par la rapidité avec laquelle crèvent les éruptions vésiculeuses, bulleuses et pustuleuses des muqueuses ; cette rapidité déjà très-marquée sur les muqueuses à épithélium pavimenteux stratifié, doit l'être encore bien davantage sur les muqueuses qui, comme la pituitaire, n'ont pour tout revêtement que de l'épithélium cylindrique. Quoi qu'il en soit, ces syphilides présentent les caractères suivants : elles ont pour siége de prédilection la partie antérieure des fosses nasales, et plus particulièrement le point qui correspond à l'union de la narine avec la fosse nasale ; celles qui siégent sur la cloison sont presque toujours allongées dans le sens antéro-postérieur ; elles dépassent de fort peu l'isthme nasal en avant, mais elles s'étendent en arrière sur une partie variable du cartilage ; elles sont recouvertes de croûtes brunâtres feuilletées, beaucoup plus épaisses et plus dures sur la partie antérieure que sur la partie postérieure de l'ulcération ; ce qui fait qu'il est difficile d'en apprécier les limites, et qu'on en juge souvent l'étendue beaucoup moins considérable qu'elle ne l'est en réalité. Débarrassées de leurs croûtes. elles se présentent sous la forme de godets à bords peu réguliers, plus réguliers cependant, en général, et moins déchiquetés que ceux des ulcérations scrofuleuses ; abandonnées à elles-mêmes, les ulcérations syphilitiques se terminent par perforation de la cloison, comme on peut le voir dans l'observation XI. D'autres fois l'ulcération a son siége à la partie inférieure ou externe de l'isthme nasal; elle est également recouverte de croûtes, mais ses bords sont plus irréguliers; c'est de celles-là surtout qu'il est vrai de dire, avec M. Duplay, que les ulcérations syphilitiques des fosses nasales ne présentent pas la forme arrondie, la régularité de celles des autres régions.

Les ulcérations qui siégent dans la profondeur des fosses nasales ont pour siége la cloison et la face externe des cornets; tantôt elles coexistent avec celles de l'isthme; elles peuvent être alors superficielles, sans croûtes, et sont probablement, dans ce cas, plutôt sous la dépendance *immédiate* du coryza chronique que sous celle de la syphilis. D'autres fois, au contraire, elles existent seules; elles sont alors recouvertes de croûtes plus ou moins épaisses, mais moins brunâtres, moins sèches que celles de l'isthme, et présentent de grandes ressemblances avec les ulcérations scrofuleuses.

Enfin il est de ces syphilides qui occupent la partie postérieure des fosses nasales, la face supérieure du voile du palais, l'extrémité postérieure des cornets et de la cloison; comme elles ne peuvent être constatées que par la rhinoscopie postérieure, elles sont moins connues, et l'on ne saurait se prononcer sur leur degré de fréquence.

Quel que soit le siége de ces ulcérations, si l'on en excepte celles de la face supérieure du voile du palais, elles ont une grande tendance à atteindre jusqu'au squelette; nous avons déjà vu que celles de la partie antérieure de la cloison en amenaient la perforation; celles qui siégent sur la partie postérieure ou sur les cornets amènent également la dénudation et la nécrose des os sous-jacents; nécrose consécutive qu'il faut bien distinguer de la nécrose due à des lésions primitives du tissu osseux, et que nous étudierons plus tard sous le nom de coryza nécrosique.

Les gommes des fosses nasales sont rares; elles sont au moins fort peu connues, ce qui s'explique par le peu de gêne qu'elles occasionnent, tant qu'elles ne sont pas ulcérées; ce qui fait que le malade ne va consulter qu'à partir du moment où il est atteint d'ozène ulcéreux. L'analogie permettrait jusqu'à un certain point d'attribuer à des gommes ulcérées les ulcérations syphilitiques observées sur la face supérieure du voile du palais; on connaît, en effet, la fréquence des gommes sur sa face inférieure. Quoi qu'il en soit, l'existence de gommes des fosses nasales nous paraît nettement démontrée par l'observation X, que nous devons à l'obligeance de M. Foix, et qui a été recueillie par lui, dans le service de M. Duplay, à l'hôpital Beaujon. Il s'agit d'une femme qui se présenta à la consultation avec une gomme de la voûte palatine; elle se plaignait en même temps d'être enchifrenée; la rhinoscopie antérieure permit de constater sur le plancher de la fosse nasale gauche l'existence d'une tumeur arrondie, recouverte par la muqueuse légèrement vascularisée, présentant à peu près le même volume que celle de la voûte palatine, et se laissant légèrement déprimer à son centre par le stylet. Nous renvoyons, pour plus de détails, à la lecture de l'observation.

C. *Herpétisme et ozène ulcéreux simple.* — C'est à la scrofule et à la syphilis qu'il faut attribuer l'immense majorité des cas d'ozène ulcéreux; aussi est-ce toujours à ces deux diathèses qu'il faut songer, en présence de cette affection. Il n'en est pas moins vrai, toutefois, que l'ozène proprement dit, l'ozène ulcéreux, peut exister chez des individus qui n'ont jamais présenté la moindre trace de ces deux maladies constitutionnelles. Le coryza ulcéreux qui survient dans ces circonstances est désigné sous le nom de coryza ulcéreux simple, ou encore d'ulcère simple des fosses nasales; mais, avant d'être autorisé à formuler ce diagnostic, il faut avoir exclu avec un soin rigoureux toutes les causes susceptibles de donner lieu à des ulcérations. Boyer avait déjà signalé, parmi les causes de l'ozène, après le vice vénérien et le vice scrofuleux, le vice dartreux. Après lui, Trousseau a insisté sur l'influence de l'herpétisme dans la production de l'ozène. Enfin le Dr Desaivre, dans sa thèse inaugurale (Paris, 1865), cite le fait d'un homme qui, atteint depuis longtemps d'un psoriasis invétéré, rejetait constamment par les narines des bouchons albumineux modelés sur les cornets, au niveau desquels la muqueuse était ulcérée. « Cette espèce d'ozène psoriasique a ceci de particulier, dit M. Duplay, qu'elle n'entraîne jamais de lésions osseuses, à l'encontre de la syphilis et de la scrofule, qui finissent toujours par là. » Il ne faut pas oublier, en outre, que les fièvres graves et plus particulièrement la fièvre typhoïde, la variole, la rougeole, pourraient, dans la convalescence, déterminer du côté du nez des lésions analogues à celles qu'on observe du côté du larynx. MM. Roger et Charcot ont déjà signalé la perforation de la cloison, avec nasonnement persistant de la voix, après le rhumatisme et la fièvre typhoïde.

D. *Ozènes infectieux et toxiques.* — Nous nous contenterons de signaler simplement les ulcérations des fosses nasales déterminées par la morve, les chromates et l'arsenic.

La morve, les chromates et l'arsenic donnent bien lieu à des ulcérations de la pituitaire ; mais il n'est nullement démontré qu'elles puissent produire l'ozène. Telle est, du reste, l'opinion de M. Rouge (de Lausanne). Pour nous, nous sommes convaincu que, si l'on trouve signalée dans les auteurs cette variété d'ozène, cela tient uniquement à la confusion déplorable que l'on a toujours faite entre l'ozène et les ulcérations de la pituitaire. Ce que nous venons de dire à propos des coryzas infectieux et toxique peut également s'appliquer à l'ozène herpétique et à l'ulcère simple des fosses nasales. L'ozène, avons-nous dit plus haut, peut exister sans ulcération ; l'ozène, ajouterons-nous, n'est pas la conséquence nécessaire de toute ulcération des fosses nasales.

Diagnostic. — Le cancer des fosses nasales ne saurait être confondu avec l'ozène ulcéreux qu'autant qu'il y aurait en même temps coryza caséeux. C'est donc au moment où nous traiterons de ce dernier que nous aurons à en établir le diagnostic.

Le diagnostic du coryza ulcéreux, pour être complet, exige la solution des trois questions suivantes : 1° Y a-t-il ulcération ? 2° quelle en est la profondeur ? 3° quelle en est la nature ?

1° Y a-t-il ulcération ? Nous ne reviendrons pas sur les difficultés d'examen résultant de l'obstruction des fosses nasales ; nous supposons ces dernières libres ou, du moins, en assez bon état pour que l'examen puisse être fait sans grande difficulté ; même, dans ce cas, on est exposé à des erreurs ; on peut prendre pour une ulcération superficielle une déviation de la cloison, surtout lorsque cette déviation est régulière, peu étendue et à forte courbure ; les bords de la dépression figurent, à s'y tromper, les bords d'un ulcère, et le fond obscur peut faire croire à une perte de substance ; pour éviter l'erreur, il faut dévier progressivement le spéculum vers l'aile du nez. — Si la dépression est peu prononcée, on en aperçoit le fond avec sa coloration normale ou ne différant pas de celle de la muqueuse environnante ; si elle est plus prononcée, on n'en aperçoit pas le fond, mais il suffit d'examiner la fosse nasale du côté opposé pour reconnaître la déviation. On peut encore prendre pour des ulcérations les masses de mucus situées un peu profondément dans les anfractuosités de la paroi externe. Cette erreur peut paraître bizarre ; nous l'avons cependant vu commettre ; ces masses de mucus présentent, jusqu'à un certain point, l'aspect des ulcérations scrofuleuses qui ont atteint le feuillet fibreux de la pituitaire. Elles présentent, il est vrai, des reflets qui permettent de ne pas s'y tromper, mais il est toujours prudent de confirmer le diagnostic en se servant du stylet, au moyen duquel on les déplace facilement. Par contre, on risque de laisser passer inaperçues des ulcérations ; l'exercice et la dextérité peuvent seuls l'empêcher. Cela est surtout vrai pour la rhinoscopie postérieure, souvent mal supportée et toujours assez peu de temps pour qu'il soit difficile de faire une exploration complète. On peut atténuer cet inconvénient en administrant au malade, la veille de l'examen, 2 grammes de bromure de potassium, et en répétant au besoin cette dose pendant deux ou trois jours consécutifs, jusqu'à ce que le pharynx soit devenu plus tolérant.

2° Quelle est la profondeur de l'ulcération? On en juge par la vue; mais dès que l'ulcération est profonde et qu'elle repose sur le squelette, on doit toujours s'assurer, au moyen du stylet, si celui-ci n'est pas dénudé.

3° Quelle est la nature de l'ulcération ? Les premiers éléments du diagnostic doivent être demandés aux commémoratifs; il faut chercher avec le plus grand soin si le malade n'a pas présenté ou ne présente pas encore des manifestations de la scrofule ou de la syphilis; inutile d'ajouter qu'il ne faut pas s'en tenir d'une manière exclusive aux renseignements qu'il pourra fournir; nous en dirons autant des autres causes d'ozène ulcéreux que nous avons signalées plus haut. Les éléments de diagnostic tirés des caractères des ulcérations ne doivent venir qu'en seconde ligne; on peut cependant, à ce point de vue, poser quelques principes qui ne sont pas sans utilité. Les ulcérations superficielles, à fond rosé, à bords irréguliers, non recouvertes de croûtes, appartiennent plutôt à la scrofule qu'à la syphilis; les ulcérations grisâtres, aréolaires, dont le fond est tapissé de faisceaux dissociés de tissu fibreux grisâtre, nous paraissent appartenir en propre à la scrofule; au contraire, les ulcérations à bords plus réguliors, rccouvertes de croûtes brunâtres épaisses, surtout lorsqu'elles siégent à l'entrée des fosses nasales, appartiennent plutôt à la syphilis; enfin, c'est encore à la syphilis qu'appartiennent les ulcérations qui ont leur siége à l'orifice postérieur. Ces caractères ne sont, sans doute, pas assez précis pour permettre de formuler uniquement d'après eux un diagnostic précis; mais ils le sont assez pour autoriser à instituer un traitement d'essai, lorsque les commémoratifs font défaut; le diagnostic sera ensuite complété à *juvantibus et nocentibus.*

3° *Coryza nécrosique.*

Nous avons déjà vu que les ulcérations des fosses nasales, et plus particulièrement celles de nature scrofuleuse et syphilitique, avaient une grande tendance à gagner en profondeur, et qu'elles finissaient par amener la dénudation et la nécrose du squelette. D'autres fois, au contraire, les lésions osseuses (ostéite, carie, nécrose) sont primitives et les ulcérations consécutives. Quel que soit son mode de développement, le coryza nécrosique constitue, sans contredit, la plus grave des espèces d'ozène que nous avons mentionnées; la puanteur est continue, elle est insupportable et tellement pénétrante que la présence d'un seul *punais* suffit pour rendre intolérable le séjour d'une chambre même vaste; aussi les individus qui en sont affectés se trouvent-ils condamnés à vivre dans l'isolement, objets de dégoût ou de pitié pour ceux qui les entourent. L'ozène nécrosique est le plus souvent une manifestation de la scrofule ou de la syphilis, plus rarement une complication du décours ou de la convalescence des fièvres graves.

A. *Coryza nécrosique scrofuleux.* — La carie et la nécrose scrofuleuses du squelette des fosses nasales sont probablement plus souvent consécutives que primitives; ce qui vient jusqu'à un certain point justifier cette opinion, c'est qu'il n'est pas rare de rencontrer, chez les individus qui en sont affectés, des ulcérations de la muqueuse à divers degrés; un autre argument est fourni par l'analogie; l'ozène nécrosique scrofuleux débute très-souvent dans l'enfance à l'âge de 4, 7 à 10 ans, rarement plus tôt ou plus tard, du même âge, en un mot, que celui où l'on observe les diverses variétés d'otite scrofuleuse; or, il est aujourd'hui bien démontré que celle-ci débute toujours par la muqueuse de la caisse du tympan ou par la peau amincie de la partie profonde du conduit auditif externe. Rien n'autorise cependant à nier la carie ou la nécrose primitive du squelette du nez comme manifestation de la scrofule. Il suffit même de se rappeler l'existence bien constatée des abcès ossifluents de la cloison, pour admettre ce processus comme très-nettement démontré. Si on ne l'a pas observé dans les autres parties des fosses nasales, c'est que l'exploration est difficile, que les abcès froids n'éveillent l'attention qu'après que la muqueuse ulcérée a donné issue à la collection purulente et laissé l'os à nu; il y a alors ozène avec nécrose ou carie; mais il est très-difficile, sinon impossible, de saisir les traces du processus morbide. Peut-être cependant serait-on autorisé jusqu'à un certain point à admettre la nécrose ou la carie d'emblée, lorsque la muqueuse est décollée dans une étendue considérable, lorsqu'il existe des fistules multiples réunies par des clapiers; d'ordinaire, en effet, les lésions osseuses reconnaissant pour cause la mise à nu d'une partie du squelette par l'ulcération, restent circonscrites et ne dépassent pas d'une étendue considérable les limites mêmes de l'ulcération, et le pus trouvant une isssue facile, les téguments ne sont pas décollés ; mais ce qu'on observe dans la laryngite nécrosique, dans l'otite ulcéreuse scrofuleuse, ne nous permet pas de généraliser cette règle ; il est, en effet, très-probable que dans les fosses nasales, de même que dans le larynx et dans l'oreille, des lésions osseuses étendues peuvent être la conséquence d'ulcérations profondes dont elles dépassent les limites dans une étendue plus ou moins considérable.

La nécrose et la carie scrofuleuse ont pour siége de prédilection les cornets inférieur et moyen, la cloison, le cornet supérieur et, enfin, la portion antéro-supérieure des fosses nasales.

Les moyens de reconnaître s'il existe des ulcérations, si ces ulcérations atteignent jusqu'au squelette, ont déjà été indiqués plus haut. Le diagnostic est facile, lorsque les lésions ont leur siége dans la moitié inférieure des fosses nasales, et lorsque, au moyen d'un traitement approprié, on a triomphé du boursouflement de la muqueuse ; mais il arrive quelquefois que ce boursouflement a disparu en très-grande partie et dans sa plus grande étendue ; seulement il persiste dans un ou plusieurs points de siége et d'étendue variable ; il faut toujours se méfier de ces boursouflements circonscrits, surtout quand ils siégent sur la paroi externe ; dans l'immense majorité des cas, lorsqu'il y a ozène, ils recouvrent une ulcération osseuse, un point de nécrose ou de carie ; l'emploi du stylet, fortement recourbé de manière à pouvoir en porter à peu près perpendiculairement l'extrémité sur le point suspect, est en pareil cas un excellent moyen de diagnostic, mais il n'est pas infaillible ; aussi est-on parfois obligé de rester pendant un certain temps dans le doute ; dans des cas plus favorables, la destruction complète de la pituitaire laisse le squelette à nu dans une certaine étendue ; on en trouvera un exemple dans notre observation VII. Ici le diagnostic était des plus faciles ; le tiers postérieur environ du cornet inférieur était dénudé, ce dont il était facile de s'assurer par la vue et par le stylet ; le séquestre déjà mobile tomba le lendemain après une irrigation ; à partir de ce moment, la guérison fut rapide ; elle s'est maintenue depuis, sauf deux ou trois récidives de coryza chronique, survenant lorsque le sujet abandonnait le traitement général.

L'exploration est plus difficile, lorsque les lésions siégent à la partie antéro-supérieure des fosses nasales ; on y arrive cependant avec de la patience, et en s'armant de courage contre les émanations insupportables qu'on reçoit en plein nez et à très-courte distance, obligé qu'on est de tenir l'œil très-près du *speculum nasi*.

B. *Coryza nécrosique syphilitique*. — L'ozène nécrostique d'emblée est beaucoup plus fréquent dans la syphilis que dans la scrofule. D'après Niemeyer, le vomer et la lame perpendiculaire de l'ethmoïde seraient détruits en premier lieu ; plus tard surviendrait la destruction de la cloison osseuse en totalité, de même que celle des cornets, des parois des cellules ethmoïdales et de l'antre d'Hygmore ; puis arriverait la perforation du palais. Nous croyons, avec Rouge (de Lausanne), qu'il y a bien des exceptions à cette règle. La nécrose, comme le dit Rouge, débute souvent par la voûte palatine. « J'ai fait, dit-il, plusieurs rhinoplasties chez des sujets qui n'avaient d'autre mal qu'une perforation palatine résultant d'une nécrose de la voûte. » Nous-même en citons deux observations à la fin de ce travail (Obs. IV et V). Mais là où nous ne sommes plus d'accord avec le chirurgien de Lausanne, c'est lorsqu'il dit d'une manière absolue que « l'ozène syphilitique est dû à la carie, à la nécrose du nez, » et que, prenant Trousseau à partie, il s'exprime ainsi : « Je ne comprends donc pas comment Trousseau a pu dire que, dans l'ozène des adultes, la fétidité peut exister, et existe le plus souvent sans maladie des os et sans déformation des fosses nasales. Évidemment, ajoute-t-il, il n'est pas nécessaire qu'il y ait déformation ; il suffit pour cela que les os propres soient intéressés, mais dans les cas observés par Trousseau il existait, sans doute, une altération osseuse qui ne put être découverte, peut-être à la partie postérieure de la voûte, ou dans une partie inaccessible aux regards de l'observateur. » Nous ne saurions dire s'il en était réellement ainsi dans les cas de Trousseau ; mais ce que nous croyons pouvoir affirmer c'est qu'il n'y avait pas de lésion osseuse dans les observations VI et IX. Les malades ont été examinés avec le plus grand soin, le premier par M. Duplay, le second par M. Foix ; l'examen était facile et l'on ne constatait pas trace de lésion osseuse ; il n'y avait jamais eu de séquestre éliminé. Quant à la réserve faite par Rouge qu'il pourrait exister une altération osseuse ayant peut-être son siége à la partie postérieure de la voûte, ou dans une autre partie inaccessible aux regards de l'observateur, nous convenons que l'objection est difficile à aborder de front ; mais il nous suffira, croyons-nous, pour y répondre, de faire remarquer que la guérison de l'ozène coïncida d'une manière très-exacte avec la cicatrisation des ulcérations qui certes n'atteignaient pas le squelette.

L'ostéite syphilitique du squelette des fosses nasales débute quelquefois d'une manière aiguë, ou bien encore, tout en affectant une marche lente, elle présente de temps à autre des poussées inflammatoires plus ou moins franches. C'est ce qu'on peut bien observer, lorsque les lésions ont pour siége les os propres du nez ou l'apophyse montante du maxillaire supérieur. Ces os sont augmentés de volume, le tissu cellulaire sous-cutané est épaissi et moins mobile qu'à l'état normal; enfin on voit quelquefois la peau devenir rosée et comme érysipélateuse; cette dernière circonstance doit ne faire admettre qu'avec réserve l'existence de certains érysipèles qui auraient existé au début du coryza syphilitique; tant qu'ils n'ont pas été constatés *de visu* par le chirurgien, à moins que les renseignements ne soient des plus explicites, on est autorisé à les révoquer en doute, à soupçonner la possibilité d'une ostéite syphilitique ayant débuté par l'état subaigu, ou ayant présenté dans son cours des poussées subaiguës.

Diagnostic. — Le diagnostic de l'ozène nécrosique, dans ce qu'il a de commun avec l'ozène ulcéreux, a déjà été exposé lorsque nous avons traité de ce dernier. Nous avons vu, en outre, en parlant des symptômes de l'ozène nécrosique scrofuleux quelles étaient les précautions à prendre pour reconnaître la dénudation du squelette. Il nous reste à indiquer les moyens de constater : 1° l'étendue du mal; 2° la mobilisation du séquestre. Ces moyens consistent comme toujours dans l'exploration, au moyen du *speculum nasi* ou du rhinoscope aidé de l'emploi du stylet. Ce dernier, recourbé à son extrémité de la manière indiquée plus haut, pourra, dans certains cas, accrocher l'une des extrémités d'un séquestre devenu mobile et permettre de constater sa mobilité. Hâtons-nous d'ajouter toutefois que ce que nous venons de dire est plutôt le résultat d'une vue théorique que de l'expérience.

Il est difficile, d'après les seuls symptômes locaux, de déterminer la cause première de l'ozène ; que celui-ci soit sous la dépendance de la syphilis, de la scrofule, ou des fièvres graves (fièvre typhoïde, variole, rougeole, etc.), les lésions n'en sont pas moins les mêmes au point de vue clinique. Cependant l'ostéite des os propres du nez et celle de l'apophyse montante appartiennent plus spécialement à la syphilis. C'est néanmoins dans les commémoratifs qu'il faudra chercher les principaux éléments de cette partie du diagnostic.

Nous venons de parler de l'ozène nécrosique consécutif aux fièvres graves. Cette variété est rare et par conséquent peu connue ; aussi avons-nous cru devoir en emprunter une observation au mémoire de M. Rouge (de Lauzanne). Il s'agit d'une jeune fille de 12 ans, affectée d'ozène, depuis l'âge de 5 ans, à la suite d'une fièvre typhoïde. Pendant l'opération par le procédé de Rouge, on découvrit un point carié au fond et en haut dans la région ethmoïdale à droite, un séquestre entre les cornets supérieur et moyen du même côté, et enfin à gauche un point suspect à la partie postérieure du cornet inférieur. Rouge ne dit pas si le sujet était ou n'était pas scrofuleux.

Parmi les autres causes, plus rares et beaucoup moins intéressantes d'ozène nécrosique, il faut mentionner le traumatisme, les tumeurs osseuses des fosses nasales (Legouest), la carie dentaire et la nécrose du maxillaire supérieur (ostéite et nécrose par propagation).

Complications. — Les accidents méritant réellement le nom de complications sont rares dans l'ozène ; on ne peut regarder comme telles la nécrose des parois osseuses qui séparent les sinus frontaux et maxillaire des fosses nasales. On ne saurait en dire autant de l'ostéite par propagation du plancher de l'orbite. Cette ostéite suivie de nécrose est très-rare, il est vrai ; mais elle a été observée, comme le démontre le cas cité par Lagneau, dans le Dictionnaire de médecine en 30 volumes. Une complication tout aussi rare c'est la propagation de l'ostéite à la base du crâne, ainsi que la phlébite des sinus. Les deux faits cités par Wepfer et Trousseau ne doivent être considérés que comme une exception. Dans le cas de Wepfer, il s'agit d'un individu atteint de punaisie, chez lequel la diminution de la sécrétion nasale fut suivie de l'explosion de symptômes cérébraux graves : céphalalgie, contractures, pyohémie, qui emportèrent le malade. A l'autopsie, on trouva une thrombose de la veine ophthalmique et du sinus caverneux correspondant, de la méningo-encéphalite, et des abcès métastatiques dans le foie et dans les poumons avec épanchement purulent dans la plèvre (Duplay, t. III, p. 804). Dans celui de Trousseau, il s'agit d'un officier anglais qui mourut de méningo-encéphalite vingt-quatre heures après la chute dans la cavité du nez d'un fragment nécrosé de l'ethmoïde. Cette rareté de complications cérébrales a lieu d'étonner lorsqu'on songe que les lésions nécrosiques ont leur siége si près des cellules ethmoïdales, sinon dans les cloisons osseuses de ces cellules mêmes.

Comme complications de l'ozène nécrosique, nous devons encore signaler l'obstruction du canal nasal et l'ophthalmie. L'obstruction du canal nasal s'explique facilement, tant par le boursouflement de la muqueuse qui le tapisse que par le gonflement du tissu osseux atteint d'inflammation. Les ophthalmies, conjonctivite et kératite doivent être très-probablement rattachées à l'irritation réflexe que déterminent de ce côté les lésions des rameaux de la cinquième paire qui se distribuent à la pituitaire, et plus particulièrement par celles du filet ethmoïdal du rameau nasal de l'ophthalmique; mais l'on ne saurait attribuer toutes les ophthalmies spécialement à cette cause; il ne faut pas oublier, en effet, que l'obstruction du canal nasal détermine de la conjonctivite, que l'ophthalmie à répétitions est fréquente chez les scrofuleux, et enfin que l'ozène nécrosique peut atteindre, comme nous avons dit plus haut, jusqu'au plancher de l'orbite. C'est au chirurgien qu'il appartient de faire, chose souvent difficile, la part d'influence de chacune de ces causes dans la production de l'ophthalmie.

4° *Coryza caséeux.*

Le coryza caséeux dont on doit la première description classique à M. S. Duplay (t. III, p. 806), avait d'abord été signalé par M. Maisonneuve dans le *Moniteur des hôpitaux* de 1855, sous le nom de kystes butyreux de la face. D'autres cas ont été observés par MM. Verneuil, Guyon et Reverdin (de Genève).

Nous n'avons pas à en retracer ici l'histoire ; tout ce qu'il nous importe de faire ressortir, c'est que le coryza caséeux s'accompagne toujours d'ozène, qu'il est quelquefois consécutif à un érysipèle de la face ? et enfin qu'on rencontre concurremment avec les masses caséeuses des lésions de la pituitaire, coryza chronique, ulcères, nécrose, capables à elles seules d'expliquer l'ozène.

La matière caséeuse se présente « habituellement sous forme d'une masse volumineuse, empiétant sur la cavité des narines et l'obstruant plus ou moins complètement ; elle est d'apparence blanchâtre, charnue, simulant parfois un polype, mais plutôt un encéphaloïde par sa consistance lardacée et mollasse. Si l'on vient à introduire le stylet, on traverse une matière molle, butyreuse, ne donnant pas ou ne donnant presque pas de sang à l'exploration. C'est là un signe important, car le cancer qui donne presque la même sensation saigne toujours abondamment. » (Duplay, *loc. cit.*) Les masses caséeuses s'accumulent en quantité considérable, elles déforment la joue du côté de l'aile du nez ; plus tard la déformation devient aussi considérable que dans les tumeurs de la plus mauvaise nature ; la peau s'enflamme, elle devient rouge, luisante, œdématiée et enfin là tumeur se perfore en plusieurs points qui restent fistuleux. Tels sont tracés d'après M. Duplay, les symptômes et la marche de l'affection, et en même temps ses caractères diagnostiques à une période avancée. On trouvera à la fin de ce travail l'observation détaillée d'un cas de coryza caséeux moins avancé ; cette observation est, croyons-nous, de nature à jeter quelque jour sur le début de la maladie.

Il s'agit d'une syphilitique ayant eu une perforation de la cloison cicatrisée depuis assez longtemps.

Depuis deux mois seulement elle se plaignait d'enchifrènement de la fosse nasale gauche ; enfin depuis quelques jours il y avait de l'ozène, et en même temps de la douleur sur la partie latérale gauche et supérieure du nez. L'exploration au *speculum nasi* permit de constater la perforation de la cloison et un coryza chronique avec boursouflement et rougeur de la muqueuse. La peau était rouge et luisante au niveau de l'os propre du nez du côté gauche ; cette rougeur dépassait les limites de l'os, et se terminait insensiblement sans bourrelet ; au niveau de l'os propre du nez la pression était douloureuse, il y avait en même temps de la douleur spontanée, sous forme d'élancements survenant par intervalles, sans être plus prononcée la nuit que le jour. La malade revint quinze jours après ; sous l'influence des irrigations qui lui avaient été prescrites, le boursouflement de la muqueuse avait diminué, et il fut alors facile d'apercevoir dans la rainure qui sépare l'os propre du nez de la cloison, une substance blanchâtre sans forme déterminée, et d'en amener quelques parcelles au moyen du bec d'une sonde cannelée ; c'était de la matière caséeuse. Nous renvoyons pour la suite à l'observation détaillée (Obs. XI).

Ce fait nous paraît démontrer que le coryza caséeux peut se développer sous la simple influence du coryza chronique par rétention des produits de la desquamation épithéliale, et qu'il ne saurait par conséquent être regardé comme une forme spéciale proprement dite de coryza ; il est ensuite de nature à diminuer jusqu'à un certain point , l'importance de l'érysipèle comme agent producteur de la maladie. Il est évident pour nous que, si cette malade n'avait pas été examinée au moment de la poussée d'ostéite, on aurait été fortement tenté de qualifier d'érysipèle la rougeur douloureuse sur laquelle elle n'aurait pas manqué d'appeler l'attention. Enfin quelle interprétation donner à l'ostéite ; était-elle déterminée par la présence des masses caséeuses ou par la syphilis ? Elle disparut assez rapidement dès que l'obstruction de la fosse nasale eut été levée ; mais il faut dire aussi que la malade était soumise à un traitement général, si bien qu'il est impossible de se prononcer sur cette question.

Pronostic.

Le pronostic de l'ozène *quoad vitam* est sans gravité. C'est à peine si l'on peut citer deux cas de mort (ceux de Wepfer et de Trousseau) ; encore sont-ils dus tous les deux à des complications. Mais considérée au point de vue de sa ténacité, de sa tendance à récidiver, de ses conséquences comme relations sociales, et enfin des difformités qu'elle amène, l'affection doit-être regardée comme grave. Cette gravité présente toutefois des degrés qui nécessitent d'être bien précisés.

L'ozène simple non ulcéreux ne devient une maladie sérieuse qu'autant qu'il est pendant longtemps abandonné à lui-même ; il finit alors par produire des ulcérations qui peuvent atteindre le squelette. Traité méthodiquement, au contraire, il guérit toujours et au bout d'un temps relativement court (deux à trois mois par exemple, rarement davantage). Il est sujet à récidiver ;

mais comme chacune de ces récidives débute par du coryza non fétide, on peut toujours, au moyen d'un traitement approprié, prévenir l'ozène proprement dit.

L'ozène ulcéreux sans lésions osseuses est plus grave que l'ozène simple; les ulcérations sont lentes à se cicatriser et, tant qu'elles existent à une certaine profondeur, on a toujours à craindre que le squelette ne vienne à être mis à nu. En règle générale cependant, l'ozène ulcéreux cède, lui aussi, assez rapidement au traitement méthodique, surtout si le siége des ulcères permet d'employer la cautérisation directe.

Le coryza nécrosique est plus grave, quel que soit le traitement employé; en effet, la guérison ne peut se faire que de deux manières, par exfoliation insensible des parties cariées ou dénudées, ou par élimination des parties nécrosées. Cette élimination est toujours lente, non-seulement parce que les séquestres sont longs à se mobiliser, mais encore parce que, même après leur mobilisation, ils sont retenus, soit dans les anfractuosités de la paroi externe ou de la voûte des fosses nasales, soit par des replis de la muqueuse boursouflée. Aussi l'ozène nécrosique abandonné à lui-même ou incomplètement traité dure-t-il des années et quelquefois toute la vie; on a vu cependant la guérison survenir spontanément après la chute d'un ou de plusieurs séquestres. Ajoutons enfin, que c'est à la suite de cette variété d'ozène que l'on observe ces difformités hideuses qui réclament l'emploi des procédés autoplastiques.

gations sont plus efficaces que les insufflations de poudres; elles trouvent surtout leur indication dans le coryza sec, ou encore lorsque l'ozène est accompagné de
sensations désagréables, de gêne dans les fosses nasales
ou de douleurs véritables. Elles peuvent encore être
utiles pour ramollir et détacher les croûtes; mais leur
efficacité ne saurait être comparée à celle des douches
nasales, et leur usage doit être réservé au cas de coryza sec.

3° *Inhalation de liquides médicamenteux pulvérisés.* —
Ces inhalations sont peu usitées; elles exigent l'emploi
d'un instrument spécial, ce qui est toujours un inconvénient; les liquides pulvérisés ne sauraient pénétrer
dans toutes les parties des fosses nasales; enfin elles ne
présentent sur les douches aucun avantage susceptible
de compenser ces inconvénients; les douches doivent
donc leur être préférées.

4° *Injections, douches nasales, irrigations.* — Le meilleur
moyen de traitement local de l'ozène consiste, sans contredit, dans les *injections*; mais, pour qu'on en puisse ob-
tenir de bons résultats, ces injections doivent être faites
avec soin et suivant une methode déterminée. On les
faisait autrefois, et on les fait encore trop souvent aujourd'hui d'une manière fort imparfaite, au moyen de
seringues; ainsi pratiquées, les injections ne pénètrent
pas, et là même où elles pénètrent, elles ne produisent
qu'un lavage insuffisant. Il ne suffit pas, en effet, pour
qu'une injection soit bien faite, d'envoyer dans une
fosse nasale 50 à 60 grammes d'un liquide dont la plus
grande partie reflue par les narines; il ne suffit même
pas que le liquide ait pénétré jusque dans le pharynx;
il faut que la fosse nasale entière ait été remplie, ainsi
que l'arrière cavité des narines, que toutes les parties de

la muqueuse aient été en contact avec le liquide injecté.

Ce résultat est facilement obtenu par la méthode des *douches nasales* de Theod. Weber (de Halle). E. H. Weber, en 1847, avait déjà établi ce fait physiologique que, lorsqu'une des cavités nasales était complètement remplie par un liquide, le bord postérieur du voile du palais allait s'appliquer contre la paroi postérieure du pharynx, et interceptait ainsi toute communication entre la portion nasale et le reste de ce conduit ; par conséquent, si l'on vient à injecter une nouvelle quantité de liquide, celui-ci ne trouvant pas d'autre issue doit refluer par la fosse nasale du côté opposé. La méthode de Theod. Weber n'est qu'une application thérapeutique de cette découverte. Dans le procédé de l'auteur, le malade est couché sur son lit dans le décubitus dorsal ; l'extrémité d'un tube en caoutchouc munie d'un embout est engagée dans l'une des narines, l'autre extrémité est vissée sur le robinet d'un vase placé à une certaine hauteur ; le robinet étant ouvert, le contenu du vase pénètre dans l'une des fosses nasales, la remplit et sort par la narine du côté opposé ; on fait ainsi passer dans une seule séance de 200 à 1000 grammes de liquide. A ce procédé, déjà simple et facile, nous préférons celui encore plus simple de M. Duplay, tel que nous l'avons vu maintes fois employer avec succès à l'hôpital de la Pitié. Il consiste à substituer aux *douches* proprement dites les *irrigations* qu'on pratique au moyen de l'irrigateur ordinaire de la contenance d'un litre, et dont le tube de dégagement est muni d'un embout spécial, de forme olivaire. L'emploi de ce procédé exige, il est vrai, quelques précautions ; l'embout, comme l'indique M. Duplay, doit être introduit de 1 à 2 centimètres, dans une direction horizontale, sans quoi l'irrigation détermine quelquefois une céphalalgie frontale assez violente ; il faut encore, surtout au début, modérer le jet de l'irrigateur, n'ouvrir le robinet qu'au quart ou au tiers, si l'on ne veut pas voir le malade désagréablement ou péniblement affecté, se retirer brusquement et faire manquer l'irrigation ; d'autres fois, à la suite d'irrigations trop fortes, lors même qu'on a pris la précaution d'introduire l'embout à la profondeur et dans la direction voulues, il survient de la céphalalgie ou de la céphalée ; cet accident est de peu de durée, il est vrai ; mais il n'en a pas moins l'inconvénient de dégoûter le malade, ce qu'il faut avant tout éviter dans une affection dont le traitement devra nécessairement être long et méticuleux.

Les irrigations se font ordinairement le sujet étant debout ; peut-être vaudrait-il mieux ne les faire jamais que dans le décubitus dorsal ; on aurait ainsi plus de certitude de remplir complètement la fosse nasale avant que le liquide ne s'écoule du côté opposé ; dans tous les cas, il faut pendant l'opération faire légèrement pencher la tête en arrière.

Les premières irrigations doivent toujours être faites par le chirurgien ; il ne faut confier au malade le soin de les faire lui-même, qu'après lui avoir indiqué d'une manière détaillée les précautions à prendre, et surtout celle de n'ouvrir qu'incomplètement le robinet ; il sera même prudent de le faire s'exercer en présence du chirurgien. Les premières fois, il survient souvent du spasme du pharynx avec sensation de dyspnée, qui fait que l'opération ne peut être continuée. Cet accident disparaît rapidement sous l'influence de l'habitude. Les irrigations doivent être fréquemment répétées, deux ou trois fois au moins dans la journée, de manière à faire circuler dans les fosses nasales de 2 à 3 litres de liquide par jour.

Les liquides à injecter varient selon le but que l'on se propose. Au début, lorsque le diagnostic n'est pas encore posé, lorsqu'on cherche à désobstruer les fosses nasales, l'eau pure suffit; on y ajoute cependant ordinairement une certaine quantité de sel marin pour éviter le gonflement de l'épithélium; si le boursouflement de la muqueuse persiste, il faut recourir à des liquides astringents, tels que les solutions de tannin au $\frac{1}{500}$ ou au $\frac{1}{1000}$, d'alun (même proportion) ou de borax. Ces solutions employées pendant tout le cours de la maladie suffisent souvent, concurremment avec le traitement général, pour amener la guérison. Nous devons encore signaler d'une manière toute particulière les solutions de chlorate de potasse, recommandées par M. Gubler. Employées en irrigations, elles donnent d'excellents resultats. (Lemaistre, Comm. or.)

Pour combattre la fétidité, on emploie le permanganate de potasse au $\frac{1}{1000}$, l'eau phéniquée, etc.; on pourrait peut-être utiliser, dans ce but, les propriétés depuis peu démontrées du silicate de soude au $\frac{1}{200}$ ou au $\frac{1}{500}$; cette dernière proportion serait peut-être préférable.

Enfin, on peut varier les liquides selon la nature de la maladie. C'est ainsi que les eaux sulfureuses naturelles et artificielles peuvent être employées avec avantage contre l'ozène scrofuleux. Nous devons dire toutefois que, d'après ce que nous avons vu, les irrigations nous paraissent agir bien plus comme irrigations que comme agents médicamenteux; tout au plus ferons-nous une exception pour les astringents, qui rendent des services très-réels.

Les irrigations bien faites, employées pendant longtemps et avec patience, en surveillant bien les malades,
donnent des résultats véritablement merveilleux. Elles
désobstruent les fosses nasales, elles font disparaître le
boursouflement et l'inflammation de la muqueuse, elles
permettent de voir, et, au besoin, de traiter par la cautérisation locale les ulcérations, elles empêchent les séquestres, devenus mobiles, d'être indéfiniment retenus en
place par les replis de la pituitaire boursouflée et épaissie, elles diminuent aussi la fétidité ; enfin, elles ramol-
lissent et font tomber les croûtes, détergent les ulcères
et en favorisent ainsi la cicatrisation. On verra dans
notre observation VII le cas d'un malade atteint d'ozène
scrofuleux depuis quatorze ans, soigné inutilement par
diverses méthodes, entre autres par les injections à la
seringue de permanganate de potasse et l'huile de foie
de morue à l'intérieur ; il fut guéri au bout de cinq
mois. Pour tout changement de traitement, on avait
substitué les irrigations aux injections de permanganate. Ce ne fut que dans les quinze derniers jours,
environ, qu'on employa l'eau de Barèges artificielle.

5° *Cautérisations*. La cautérisation directe des ulcérations des fosses nasales est relativement facile, grâce à
l'emploi du *speculum nasi*. La lumière de l'instrument
est assez grande pour permettre de conduire, jusque
sur les points malades, un pinceau de blaireau ou d'a-
miante trempé dans un liquide approprié et pour se
guider au moyen de la vue. C'est là un véritable progrès dans le traitement de l'ozène. Parmi les liquides
employés pour les cautérisations, deux surtout nous
paraissent rendre de véritables services, la teinture
d'iode et la solution saturée de chlorure de zinc ; sous

leur influence, les ulcérations se détergent avec plus de rapidité et arrivent plus promptement à cicatrisation. On peut encore employer les solutions de nitrate d'argent, de sulfate de zinc, d'acétate de plomb, ou bien encore de nitrate acide de mercure. Quel que soit le liquide employé, les cautérisations doivent être employées tous les deux ou trois jours. Il faut, en outre, s'assurer *avec soin* que les ulcérations ne sont pas recouvertes de croûtes. Cette recommandation n'est pas aussi inutile qu'on le pourrait croire. Il arrive souvent, en effet, que les ulcérations des fosses nasales, et plus particulièrement les ulcérations syphilitiques, lorsqu'elles ont une certaine profondeur, paraissent après quelque temps de traitement être complètement débarrassées de leurs croûtes, tandis qu'elles ne le sont pas en réalité ; elles semblent alors peu profondes, mais le fond est jaunâtre ; si l'on n'est pas prévenu, on se contente d'y porter le pinceau, et le hasard seul apprend un beau jour que l'ulcère était recouvert d'une croûte jaunâtre, mollasse, parfaitement enchâssée, et dont un des bords vient de se soulever ; au lieu de cautériser l'ulcération on a cautérisé la croûte. Aussi doit-on toujours se méfier de ces ulcérations en apparence superficielles et à fond jaunâtre, surtout lorsqu'elles siégent immédiatement en arrière de l'isthme nasal.

La cautérisation doit être toujours précédée d'une irrigation abondante ; elle doit toujours être faite avec l'aide du *speculum nasi ;* enfin, à moins que le fond ne soit coloré en rouge, il est toujours bon de s'assurer avec le stylet qu'elle n'est pas recouverte de croûtes. La lecture de notre observation VIII démontrera suffisamment la nécessité de prendre ces précautions en apparence exagérées.

6° *Traitement chirurgical.* L'ozène ayant été de toute antiquité considéré comme une maladie constituée par des ulcérations des fosses nasales (Celse) ou par la carie du squelette du nez, l'idée devait naturellement venir de la traiter par la même méthode que les ulcérations et la carie des autres régions. Et, en effet, Celse nous apprend, en même temps qu'il la condamne, une méthode de traitement chirurgical employée par ses devanciers. Elle consistait à fendre le nez sur la ligne médiane, à ouvrir largement les fosses nasales, et à les cautériser au fer rouge en préservant les bords de la plaie au moyen d'une canule de corne ou de bois ; l'opération faite, on recousait les lèvres de la plaie. Il en résultait de la difformité, chose peu importante, lorsqu'il s'agit d'une affection aussi grave que l'ozène ; mais la méthode avait surtout l'inconvénient beaucoup plus grave de cautériser à l'aveugle, au risque de ne pas atteindre les parties malades et de détruire les parties saines de la pituitaire ; enfin, si elle pouvait quelque chose contre la carie, elle ne pouvait rien contre la nécrose du squelette. Aussi est-ce en vain que Spigel et Scultet ont cherché à la remettre en honneur ; elle n'est jamais entrée dans la pratique.

Ce n'est que dans ces derniers temps que M. Rouge (de Lausanne) est venu de nouveau appeler l'attention sur l'efficacité du traitement chirurgical. Rejetant, pour des motifs divers, la méthode ancienne, la résection de l'os propre du nez avec l'apophyse montante du maxillaire supérieur, la résection temporaire de Langenbeck, ou, pour parler d'une manière plus conforme à la vérité, de Chassaignac, l'ostéotomie verticale et bilatérale d'Ollier, ainsi que le procédé de Verneuil, Rouge opère par une méthode nouvelle dont nous croyons devoir reproduire textuellement la description :

« Si l'on regarde un crâne, dit-il, on s'aperçoit facilement que les os propres du nez n'occupent en général que le quart seulement, bien rarement le tiers de l'ouverture antérieure des fosses nasales. De plus, leur disposition en forme d'auvent, situé à la partie la plus rétrécie de cet orifice, fait qu'ils ne gênent en rien l'exploration de l'appareil olfactif, dont l'entrée est bien mieux défendue par le squelette cartilagineux du nez. Aussi j'ai pensé qu'il était inutile de déplacer les os propres, et qu'il suffisait de détacher les parties molles pour avoir un large accès dans la cavité nasale.

« J'avais, du reste, l'occasion de vérifier la justesse de cette observation en opérant un jeune homme atteint d'ozène syphilitique causée par une nécrose de la voûte palatine et de la cloison. Chez ce malade, j'avais incisé la lèvre dans toute sa hauteur, dans toute son épaisseur à partir de la narine gauche, en produisant ainsi un bec-de-lièvre artificiel ; disséquant ensuite de chaque côté les tissus, j'avais eu assez d'espace pour extraire, par l'orifice du nez, tout le plancher des fosses nasales et la plus grande partie de la cloison ; j'avais, en outre, gougé une partie de l'apophyse montante du maxillaire, cariée sur une petite étendue. La plaie se réunit par première intention, laissant une cicatrice linéaire, très-peu apparente, car elle était cachée dans l'épaisseur de la moustache.

Mais ce procédé, praticable chez un homme, doit être rejeté pour les femmes et pour les jeunes garçons. Il ne peut d'ailleurs être appliqué que si l'on est parfaitement fixé sur le siége du mal, et si l'on est bien sûr qu'il est localisé dans une seule narine. A la rigueur, on pourrait faire deux incisions verticales à partir de chaque narine, détacher la sous-cloison et relever le milieu de la lèvre ; mais on aurait une surface de section assez considérable, suivie d'une double cicatrice qu'il importe d'éviter.

« Le procédé que j'emploie n'a pas ces inconvénients, et peut remplacer toutes les résections des os du nez dans le cas d'extirpation de tumeurs des fosses nasales. Voici en quoi il consiste :

« Le malade, couché et chloroformé, la tête inclinée sur le côté droit pour faciliter l'écoulement du sang au dehors, je me place à la droite du lit. Saisissant la lèvre supérieure près de la commissure entre le pouce et l'index de la main gauche, je la relève un peu en haut, secondé par un aide qui en fait autant de l'autre côté. La lèvre ainsi tendue et disposée, j'incise la muqueuse dans le sillon gengivo-labial de la première petite molaire droite à celle qui lui correspond à gauche ; le milieu de l'incision correspond au frein de la lèvre, qui est divisé près de sa racine. Je coupe rapidement tous les tissus, et j'arrive sur l'épine nasale antérieure, dont je suis la saillie ; je détache alors à sa base, d'un coup de bistouri, le septum cartilagineux. Souvent cela suffit pour que, relevant le nez, on ait un espace qui permette d'introduire le doigt dans les fosses nasales et de les explorer facilement *de visu*, une fois le sang étanché. Si cela n'est pas, on sectionne, en deux coups de ciseaux, les cartilages des narines à leur insertion sur le maxillaire, et le nez complètement libéré, recliné vers le front, découvre largement l'orifice antérieur de sa cavité.

« Dans le cas où la cloison intacte gêne l'opérateur,

on l'enlève avec les ciseaux, et dès lors il n'y a plus d'obstacle au jeu des instruments. Si l'on voit, si l'on sent avec le doigt des fragments nécrosés, on les extrait avec des pinces à polypes, des pinces à pansement, un levier, et lorsqu'on reconnaît un point carié on l'évide avec la gouge.

« Les séquestres sont souvent serrés entre les cornets, dans ces sillons étroits, où ils sont fixés d'autant plus solidement que la muqueuse épaissie les empêche de déloger. On les trouve parfois si bien immobilisés qu'il faut un peu d'adresse, un certain effort pour les dégager.

« Il importe d'examiner avec soin tout l'intérieur des fosses nasales ; car, ainsi que l'avait déjà fait remarquer Valleix, les bords des ulcérations sont boursouflés et décollés plus ou moins loin. C'est ainsi qu'il peut arriver que la partie osseuse malade soit masquée par les parties molles, par des fongosités, ce qui explique les résultats négatifs de l'examen rhinoscopique. J'ai trouvé, chez une de mes opérées, une partie du vomer nécrosée, maintenue en place par la muqueuse détachée des deux côtés et formant au séquestre une sorte d'étui. Il faut aussi, dans certains cas, arracher, déchirer la pituitaire, si l'on ne peut faire autrement, pour ouvrir les clapiers qui résultent des décollements. Si l'on ne trouve pas d'emblée la lésion osseuse, il faut chercher attentivement. Dans toutes les observations que je rapporte plus loin, j'ai trouvé des altérations de squelette que chacun des assistants a pu constater comme moi.

« Les parties malades ruginées ou enlevées, je badigeonne la muqueuse avec le crayon de nitrate d'argent pour modifier sa vitalité et pour détruire les fongosités.

« L'opération terminée, on lave à grande eau pour enlever les caillots, puis on laisse retomber la lèvre. L'incision se réunit toute seule sans suture quelconque. Dans toutes mes opérations, la réunion était complète le lendemain matin. Il faut avoir soin de remettre le nez exactement à sa place, de sorte que l'extrémité sectionnée de la sous-cloison vienne s'appuyer sur le sommet de l'épine nasale. Le frein reprend sa position normale, et il ne reste de cette opération qu'une ligne rosée très-mince dans le fond du sillon gengivo-labial. Ce léger et presque imperceptible vestige de l'incision doit même probablement disparaître avec le temps.

« La réaction locale est nulle, et c'est ce qui m'a frappé, comme cela a surpris aussi les personnes qui ont assisté à mes opérations. On s'attendait à trouver une lèvre gonflée, tendue le lendemain ; il n'en fut rien, ainsi que le prouvent deux photographies prises vingt-quatre heures après l'opération. Il est à noter que les malades sont allés à pied chez le photographe, demeurant à 20 minutes de l'hôpital.

« Nous n'avons pas constaté de réaction générale et la température est restée normale. Jusqu'ici le seul symptôme que j'ai observé, c'est un peu de céphalalgie chez une jeune fille très-impressionnable, à laquelle j'avais ruginé l'éthmoïde ; il y eut avec cela pendant deux jours un léger gonflement de la région correspondant à la racine du nez. »

Le chirurgien de Lausanne a traité, par cette méthode, huit cas d'ozène, avec carie ou nécrose de diverses parties du squelette du nez ; il a obtenu six guérisons et deux récidives, dont une suivie de mort.

Un cas de mort sur huit dans une maladie qui, abandonnée à elle-même, ne compromet pas la vie, serait un terrible argument contre la nouvelle méthode. Mais vouloir établir une proportion de mortalité, d'après une statistique basée sur huit faits seulement, serait faire preuve de peu de logique ou de parti pris. Nous aimons mieux admettre qu'il s'agit là d'un de ces accidents rares, auxquels on s'expose chaque fois que l'on intervient avec l'instrument tranchant, et dont on ne saurait arguer contre une opération. Quant à l'autre cas de récidive, la guérison complète fut obtenue après une seconde opération ; ce qui donne, en réalité, sept succès sur huit.

Les résultats sont donc aussi brillants par le nombre que par la rapidité des guérisons ; nous devons ajouter toutefois, que la méthode de Rouge n'a pas donné, entre les mains de M. le professeur Trélat, des résultats aussi merveilleux qu'entre celles de son inventeur. M. Trélat l'a employée deux fois ; une première fois chez une jeune fille de 12 ans, peu gravement atteinte ; elle n'a pas été revue après l'opération, mais M. Trélat considère la guérison comme probable. Le second cas était plus grave ; l'opération de Rouge fut pratiquée dans toute sa rigueur ; il y eut une hémorrhagie considérable, le sang coulait de tous les côtés ; M. Trélat rugina avec le plus grand soin tous les points qui lui parurent malades ou suspects ; il porta la gouge de tous les côtés ; malgré cela, l'insuccès a été complet. Aussi le chirurgien de la Charité est-il bien décidé à ne plus pratiquer cette opération (Trélat, communication orale).

Cet échec n'est pas la seule objection que l'on puisse faire à la méthode de M. Rouge. Nous regretterons d'abord et l'on regrettera, sans doute, avec nous que le chirurgien de Lausanne n'ait pas cru devoir donner des observations plus détaillées. Le diagnostic n'est jamais établi d'une manière précise ; la chose est sans inconvénient pour l'auteur, puisque pour lui ozène est synonyme de nécrose ou de carie du squelette nasal ; nous croyons avoir prouvé le contraire. La différence de la fétidité sur laquelle s'appuie l'auteur pour refuser le nom de *punaisie* ou ozène proprement dit aux variétés de coryza fétide sans lésions osseuses, ne saurait être admise comme étant d'une application universelle ; aussi ne saurait-on trop s'élever contre sa conduite qui consiste à opérer dès qu'on se trouve en face d'un cas d'ozène. Dans les observations I, III, IV, VI, VII (la malade de l'observation VIII est la même que celle de l'observation VI, opérée une seconde fois pour récidive ou guérison incomplète), il n'est pas dit si les malades avaient subi antérieurement un traitement local ; dans l'observation V, il est vrai, il est noté que la malade avait subi, *comme les précédentes*, les traitements les plus variés, les plus complets ; dans l'observation IX également on lit : « Traitements les *plus variés* sans aucun bénéfice. »

Dans l'observation II, l'auteur est plus explicite ; la malade a été traitée par les douches nasales avec l'hyposulfite de soude ; mais il ne dit ni comment, ni pendant combien de temps. Il eût été intéressant cependant, de savoir si l'affection se serait montrée réellement rebelle à un traitement méthodique non sanglant. Il est permis d'en douter pour les observations suivantes ; dans l'observation II, les lésions n'occupaient que le vomer et une partie des cornets inférieurs droit et gauche ; dans la huitième, c'est également la cloison qui est atteinte, mobile, mais enchâssée dans la muqueuse épaissie ; dans la sixième, les os nécrosés sont tous mobiles, excepté un point carié à la partie supérieure de l'apophyse montante ; nous croyons que, dans chacune d'elles, les séquestres auraient été éliminés avec le temps sans opération chirurgicale, ou facilement extraits au moyen de la pince à polypes sans opération sanglante. Même dans les autres cas, il eût été au moins prudent de chercher soit à modifier les ulcérations osseuses, soit à pallier la fétidité de l'haleine au moyen de désinfectants, et d'attendre ainsi que les portions nécrosées fussent devenues mobiles.

En résumé, l'opération de Rouge donne des résultats brillants, une guérison rapide immédiate ; mais elle est fort exposée à être incomplète et de plus, comme toutes les opérations qui portent sur le squelette, elle a ses dangers. Le voisinage de la veine ophthalmique et des sinus augmente encore ces dangers.

D'un autre côté, la méthode des douches nasales est longue, méticuleuse, mais elle réussit souvent et n'expose à aucun danger. L'opération par la méthode de Rouge ne doit donc être adoptée qu'autant que les moyens non sanglants sont restés sans succès.

Traitement général. — Le traitement général de l'ozène diffère selon la nature de la maladie. Nous n'avons pas à entrer ici dans les détails des médications antiscrofuleuse et antisyphilitique.

Nous tenons seulement à appeler l'attention sur une particularité que nous avons observée à la suite de l'administration de l'iodure de potassium. Il s'agit d'un douanier (Obs. 9), âgé de 55 ans, atteint d'ozène syphilitique, traité d'abord par M. Duplay, en 1872, et l'année suivante par M. Foix, à l'hôpital de la Pitié. Depuis assez longtemps déjà, la fosse nasale droite, la seule atteinte, était libre, on n'apercevait pas de trace d'ulcération ; seulement l'enchifrènement persistait, et la muqueuse de la cloison était luisante et d'un rouge vif; une exploration attentive permit de constater que la rougeur n'était pas uniforme, mais qu'il existait manifestement un pointillé très-fin. L'idée nous vint qu'il pouvait s'agir d'une éruption iodique localisée sur une partie déjà prédiposée ; le malade prenait par jour 3 grammes d'iodure de potassium. On suspendit l'emploi du médicament; huit jours après, la guérison était complète. Ce fait est encore une démonstration de l'utilité de l'exploration directe ; il est peu probable qu'en dehors de tout autre signe d'iodisme, on eût reconnu la cause de l'enchifrènement sans l'usage du *speculum nasi ;* on l'aurait naturellement rattaché à la syphilis et agi en conséquence.

CONCLUSIONS.

1° L'ozène est un coryza chronique fétide ; en d'autres termes, pour qu'il y ait ozène, il faut qu'il y ait inflammation chronique de la pituitaire ou des tissus sous-jacents et fétidité de l'haleine.

2° L'ozène est presque toujours de nature scrofuleuse ou syphilitique ; plus rarement il existe sans cause connue, ou bien, à la suite de traumatismes, de corps étrangers ou de calculs des fosses nasales, ou de lésions destructives survenant comme complication du décours ou de la convalescence des fièvres graves; plus rarement encore l'ozène est de nature herpétique?

3° Il existe un ozène simple non-ulcéreux, un coryza chronique fétide sans ulcérations ; ce coryza se présente sous deux formes, la forme humide et la forme sèche. Il appartient spécialement à la scrofule. Il est douteux que la syphilis donne lieu à cette variété d'ozène.

4° Il existe un ozène ulcéreux sans lésions osseuses ; celui-ci reconnaît pour cause soit la scrofule, soit la syphilis. Les ulcérations de la scrofule se font des parties superficielles vers les parties profondes ; elles sont plus irrégulières que celle de la syphilis. Les ulcérations syphilitiques se font par deux processus différents : 1° par des éruptions analogues à celles qu'on observe du côté de la peau, et qui, pour ce motif, méritent le nom de syphilides des fosses nasales ; 2° par ramollissement et ouverture de gommes syphilitiques.

5° L'ozène le plus grave est celui qui débute par des lésions primitives du squelette (carie et nécrose). L'ozène nécrosique d'emblée est plus fréquent dans la syphilis que dans la scrofule.

6° L'ozène accompagne toujours l'affection décrite sous le nom de coryza caséeux.

7° Le traitement de l'ozène doit être à la fois général et local. Le traitement général est celui de la scrofule et de la syphilis. La meilleure méthode de traitement local consiste : 1° dans les douches et les irrigations nasales ; 2° la cautérisation directe des ulcérations. Cette méthode donne d'excellents résultats, même dans les cas de coryza nécrosique (Obs. 11). Le traitement chirurgical par la méthode de Rouge (de Lausanne) donne des résultats plus rapides; mais il a ses dangers (phlébite, infection

purulente, opération incomplète) et ne doit être employé
que dans les cas où la maladie se montre rebelle au
traitement non sanglant, employé pendant longtemps
et avec méthode.

DOCUMENTS ET OBSERVATIONS.

Nous avons recueilli une partie des matériaux qui
ont servi à confectionner ce travail dans la consultation spéciale des maladies des oreilles et du nez, qui se
faisait à l'hôpital de la Pitié, pendant le cours de l'année 1873. D'autres observations nous ont été communiquées par M. Foix; elles ont été recueillies par lui
dans le service de M. le Dr Duplay, pendant les années
1870 et 1871.

Nous remercions M. le Dr Duplay, d'avoir bien voulu
nous autoriser à les reproduire. Nous remercions également M. Foix de l'obligeance avec laquelle il nous les
a communiquées

A la suite de nos douze observations inédites, nous
reproduisons textuellement les neuf observations de
M. Rouge (de Lausanne). Nous avons cru devoir agir
ainsi, afin de permettre à chacun d'apprécier, les pièces
en mains, la valeur des critiques que nous en avons
faites à la fin de notre travail.

OBSERVATIONS INÉDITES.

OBSERVATION I. — Ozène. — Coryza chronique humide. — Scrofule. —
Traitement par les irrigations et l'huile de foie de morue à l'intérieur.
— Guérison au bout de deux mois. (Commun. par M. Foix.)

15 juillet 1871. Garçon de 13 ans. A eu dans son enfance des
gourmes et des engorgements ganglionnaires; les ganglions sous-
maxillaires sont encore engorgés; pas d'ophthalmies ni d'otites; il

a toujours été sujet aux coryzas; depuis six mois surtout, il a été presque constamment enchifrené. La fétidité ne date que de deux mois; elle est surtout prononcée le matin; cette fétidité est assez prononcée.

État local. La pituitaire est rouge et gonflée; cependant, les fosses nasales sont perméables, et le cornet inférieur ne va pas jusqu'au contact de la cloison. — Prescription : continuer l'usage de l'huile de foie de morue à l'intérieur, 2 cuillerées à bouche par jour, irrigations, 2 fois par jour, avec la solution de tannin au $\frac{1}{1000}$.

Le 22. Amélioration; la fétidité n'existe plus que le matin; l'écoulement nasal a diminué; le malade respire assez facilement par le nez. A l'exploration, les deux fosses nasales sont plus libres, la muqueuse, aussi rouge, est moins gonflée; on aperçoit, sur plusieurs points de la paroi externe, des stries de mucus; on fait, séance tenante, une irrigation avec de l'eau légèrement salée : impossible d'apercevoir la moindre ulcération.

Le 29. L'amélioration continue; il n'y a plus de fétidité; la muqueuse, toujours rouge, est très-peu gonflée, et l'on peut bien voir les diverses parties des fosses nasales. Pas d'ulcérations. Même traitement.

Le malade a continué à venir à la consultation jusqu'au 12 septembre. A cette époque, la muqueuse était à peu près revenue à l'état normal. On lui conseilla de faire encore de temps en temps une irrigation et de reprendre l'usage de l'huile de foie de morue à l'intérieur. Cet usage avait dû être suspendu à cause de la diarrhée.

Le malade devait revenir s'il éprouvait quelque accident; il n'a plus reparu.

Obs. II. — Ozène. — Coryza chronique humide sans ulcérations. — Scrofule. — Surdité. — Traitement par les irrigations et l'huile de foie de morue à l'intérieur. — Guérison.

Petite fille de 11 ans, lymphatique, n'ayant eu d'autres manifestations de la scrofule que des éruptions répétées de la face interne des narines et un léger engorgement des ganglions sous-maxillaires. Depuis fort longtemps, elle est à chaque instant enchifrenée. Depuis trois mois seulement, sa mère s'est aperçue qu'elle devenait punaise. Un médecin, consulté, a ordonné des fumigations et des injections dans le nez. Les injections ont été faites à la seringue; il n'y a pas eu d'amélioration; l'enfant mouche quelques croûtes le matin; c'est à ce moment surtout que l'haleine devenait fétide.

Le 13. Nous trouvons, avec M. Foix, interne du service, à l'examen local, les narines très-épaissies, aplaties, à leur face interne quelques exulcérations très-peu étendues, recouvertes de croûtes minces; l'isthme nasal est manifestement rétréci; le *speculum nasi*, introduit avec peine, ne peut pas être ouvert. On ne pousse pas plus loin l'examen. Du côté de l'oreille, les deux membranes du tympan sont manifestement excavées, sans doute par obstruction de l'orifice pharyngien de la trompe et résorption consécutive de l'air contenu dans la caisse. — Prescription : Irrigations avec la solution de tannin au $\frac{1}{1000}$, 2 grammes de chlorate de potasse par jour à l'intérieur, sirop antiscorbutique; l'enfant a une répugnance invincible pour l'huile de foie de morue. Onctions sur les narines avec la pommade suivante : turbith minéral, 2 gr., axonge, 30 gr.; laver fréquemment les narines avec de l'eau tiède.

Le 20. La face interne des narines ne présente plus d'exulcérations; les narines sont plus souples; le *spéculum* est introduit sans difficulté, mais la dilatation de l'instrument cause un peu de douleur; la pituitaire est rouge et gonflée; quelques bouchons de mucus; on n'aperçoit pas d'ulcérations. Au dire de la mère, la fétidité a diminué; elle est cependant encore assez prononcée. — Même traitement.

Le 27. Amélioration notable, pas de fétidité. L'ouïe est revenue à l'état normal.

11 octobre. Il n'y a plus de fétidité; l'exploration est assez facile, et l'on n'aperçoit pas trace d'ulcérations. Comme la petite malade était de Boulogne, on juge inutile de la faire revenir; seulement, elle doit continuer le traitement jusqu'à disparition complète du coryza.

N. B. La mère a été revue en novembre; la petite malade était complètement guérie. (Comm. de M. Foix.)

Obs. III. — Communiquée par M. Foix.

La nommée Vattier (Julia), âgée de 24 ans, couturière; tuberculeuse, entre dans le service de M. Moutard-Martin, pour une péritonite tuberculeuse qui ne présente rien de particulier à noter. Elle a en même temps des tubercules pulmonaires. Depuis deux mois, elle souffre de l'oreille droite, par laquelle s'écoule un liquide clair et assez abondant. Il y a en même temps un commencement de tuméfaction inflammatoire au niveau de l'apophyse mastoïde correspondante. Du reste, il y a peu de douleur, si ce n'est pendant la nuit, où elles s'exacerbent; pas de bourdonnements, et l'écoulement est peu marqué. Le conduit auditif ne paraît ni rouge ni tuméfié. Injections émollientes chaudes dans l'oreille; cataplasmes sur la région mastoïdienne.

Les jours suivants, la tuméfaction de la région mastoïdienne va en augmentant; par sa forme, elle reproduit très-exactement la forme, avec volume exagéré, de l'apophyse mastoïde; elle n'a pas la moindre tendance à s'étendre du côté de l'écaille du temporal; le sillon auriculo-mastoïdien, au lieu d'être effacé, est, au contraire, plus marqué qu'à l'état normal. *Diagnostic :* ostéite mastoïdienne tuberculeuse.

12 juillet. Depuis quelques jours, la surdité, relativement peu marquée lors de l'entrée de la malade, a été en augmentant. En même temps sont survenus des beurdonnements d'oreille. Les douleurs mastoïdiennes, considérablement soulagées par l'incision et les cataplasmes, n'ont cependant jamais disparu, et elles ont réaugmenté depuis quelques jours. L'incision se cicatrise peu à peu; le gonflement des tissus persiste dans le même état. La malade passe dans le service de M Duplay, où elle suit le même traitement.

12 août. La malade s'aperçoit qu'elle a la bouche de travers. Hémiplégie faciale à droite; pas d'hémiplégie du voile du palais. En l'examinant de près, on s'aperçoit qu'elle est atteinte de punaisie, et que la fétidité vient de la fosse nasale droite.

Le 12. Au *speculum nasi*, la fosse nasale droite est complètement obstruée par la muqueuse boursouflée et rougeâtre; les cornets inférieur ét moyen touchent à la cloison; les méats inférieur et moyen sont transformés en canaux et incomplètement obstrués par des bouchons de mucus glaireux.— Prescription : Irrigations avec la solution de tannin au $\frac{1}{1000}$

Le 21. Le boursouflement de la muqueuse a diminué, mais il y a toujours de la rougeur; sur sa paroi externe, vers sa partie moyenne, existe un bouchon de mucus qui est d'abord pris pour une ulcération; on le détache facilement avec le stylet. Il y a moins de fétidité.

Le 28. Amélioration très-marquée; il n'y a presque plus de fétidité, à tel point que trois ou quatre assistants nient qu'il en existe. Les progrès de la phthisie ont beaucoup affaibli la malade; la terminaison fatale étant inévitable, dans un délai rapproché, on cesse tout traitement. On n'a jamais constaté d'ulcération, bien que dans le dernier examen (28 août), l'exploration fût relativement facile.

Oʙs. IV. — Syphilis grave. — Plaques muqueuses de la gorge. — Ozène. — Traitement par les irrigations. — Guérison. — Périostoses. — Nécrose de la voûte palatine et de la partie antérieure de l'arc alvéolo-dentaire. — Ablation des parties nécrosées, par M. Demarquay. — Gommes. (Communiquée par M. Foix. — Extrait.)

Ch. H..., âgé de 34 ans, a contracté la syphilis pendant la guerre étant mobilisé. Le chancre unique a détruit le filet et la partie inférieure du canal de l'urèthre dans l'étendue de 1 cent. et demi environ. Contracté en janvier 1871, il n'a été guéri qu'en avril. Roséole en avril ; c'est à cette époque qu'ont commencé les plaques muqueuses de la gorge ; puis éruption de syphilides pustulo-crustacées en très-grande quantité ; périostose à la face interne du tibia droit ; douleurs ostéocopes. Le malade a pris pendant très-peu de temps des pilules de Sédillot, une cinquantaine environ ; il a ensuite été traité par un médecin espagnol qui lui a prescrit le calomel à l'intérieur et interdit l'usage du vin, du café et du tabac. Mauvaise digestion, diarrhée, douleurs ostéocopes, insomnie, amaigrissement considérable. Il vient à Paris pour consulter M. Ricord.

M. Ricord étant absent, je lui prescris : Sirop de Gibert 1 cuillerée à bouche par jour ; tisane de salsepareille ; vin de Bordeaux et viande (12 août 1871). Emplâtre de Vigo sur toutes les syphilides mises à nu ; cautérisation des plaques muqueuses ulcérées de la gorge avec le nitrate d'argent.

20 septembre. Tout était cicatrisé et le malade put sortir pour la première fois.

Quoique les plaques muqueuses fussent guéries, l'haleine restait infecte lorsque le malade respirait par les fosses nasales ; il avait eu deux ulcérations à la base de la narine droite du côté de la peau, et une troisième à cheval sur le bord libre de la narine gauche. La fétidité très-marquée existait des deux côtés. L'exploration donnait les résultats suivants : muqueuse rouge et boursouflée ; pas d'ulcérations.— *Prescription :* irrigations avec la solution d'alun au 1/1000 (15 novembre 1871). Au bout de deux semaines, la fétidité avait disparu. L'examen au *speculum nasi* ne permit pas de constater d'ulcérations. Il est regrettable que l'état de la gorge n'ait pas permis de pratiquer la rhinoscopie postérieure, pour s'assurer si l'ozène n'était pas dû à des plaques muqueuses ulcérées de la partie postérieure des fosses nasales ou de la face supérieure du voile du palais. Cependant la rapidité avec laquelle la guérison a été obtenue nous fait plutôt supposer qu'il s'agit d'un coryza chronique sans ulcérations.

Le malade est revenu à Paris en 1872. Après avoir été complètement guéri pendant neuf mois, il a été pris d'ostéite syphilitique de la voûte palatine. Je l'ai revu en décembre 1872 ou janvier 1873 ; il avait été opéré par M. Demarquay. Aujourd'hui encore, il a des gommes ulcérées et des exostoses aux deux tibias.

Obs. V. — Résorption de la partie antérieure de l'arc alvéolo-dentaire du maxillaire supérieur. — Trois ans après, ostéite syphilitique de la partie antérieure de la voûte palatine à gauche. — Expulsion des séquestres par la fosse nasale. — Traitement anti-syphilitique. — Amélioration. (Comm. par M. Foix.)

L'observation complète de ce malade a été égarée ; je n'ai pu en retrouver que la note prise au moment même de l'exploration, sous la dictée de M. Duplay.

Il s'agit d'un individu âgé de 35 ans, ayant contracté la syphilis il y a quatorze ans.

Il y a trois ans environ, il a perdu sans douleur, sans hémorrhagie, les quatre incisives supérieures ; la gencive s'est rétractée jusqu'au niveau de la voûte palatine, faisant entre les deux canines une large brèche. Depuis quelques mois seulement, sont survenus les accidents qui l'amènent à l'hôpital ; il a expulsé à plusieurs reprises, en se mouchant, de petits séquestres, et maintenant il nasonne si fort qu'il a besoin, pour parler, de boucher un orifice qui se trouve à la place des incisives supérieures gauches avec une boulette de papier mâché. Le stylet introduit par cet orifice pénètre entre la muqueuse palatine et la pituitaire jusqu'à la partie moyenne du plancher de la fosse nasale, où il vient faire saillie par une fente transversale qui occupe tout le plancher, et remonte un peu sur la cloison ; pour tout le reste, les fosses nasales sont saines. Soumis au traitement mixte, le malade a vu son état s'améliorer ; la gencive, qui était épaissie et boursouflée au pourtour de la fistule, s'était rétractée ; mais la fistule persistait toujours. Le malade demande son exéat un mois environ après son entrée.

Obs. VI. — Ozène. — Coryza ulcéreux. — Scrofule. — Traitement par les irrigations et l'huile de foie de morue à l'intérieur. — Guérison. (Communiquée par M. Foix, interne du service.)

Jeune fille de 18 ans, a eu la rougeole à l'âge de 4 ans ; c'est depuis cette époque, au dire de la mère, qu'elle aurait été très-sujette à s'enrhumer du cerveau. — Comme antécédents scrofuleux, elle a eu des gourmes, du mal aux yeux, et de l'engorgement des ganglions sous-maxillaires. Elle n'est devenue bien portante qu'à partir de l'âge de 13 ans. Elle a cependant toujours conservé de l'enchifrènement. Depuis deux ans enfin, elle a eu de l'ozène. Elle a été traitée inutilement par les poudres et les injections à la seringue les plus variées. Elle vient à la consultation de M. Duplay le 12 mai 1870, hôpital Beaujon.

État actuel. — Les ailes du nez sont épaissies et aplaties ; pas d'ulcération à la face interne des narines ; un peu de phimosis nasal résultant de l'épaississement des tissus. A l'examen au *speculum nasi*, la fosse nasale droite présente la muqueuse rouge et boursouflée, surtout au niveau des cornets qui atteignent presque la cloison ; du côté gauche, le gonflement est encore plus marqué. L'exploration reste incomplète.

Prescription. — Irrigations avec la solution de tannin au 1/1000 ; continuer l'usage de l'huile de foie de morue à l'intéricur.

19 mai. — Le boursouflement de la muqueuse a diminué ; même fétidité. A l'examen au *speculum nasi*, on n'aperçoit pas d'ulcérations dans la fosse nasale droite ; dans la fosse nasale gauche, il en existe trois : une très-superficielle sur la cloison, une deuxième vers la partie antérieure sur le cornet moyen qu'elle dépasse en haut et en bas (son fond est rouge), une troisième plus en arrière, à fond grisâtre et aréolaire. Le stylet ne trouve pas d'os à nu.

Prescription. — Continuer le traitement.

Le 26. Amélioration surtout à droite où il n'y a presque plus de fétidité ; à gauche, la muqueuse reste toujours boursouflée autour des ulcérations de la paroi externe ; l'ulcération de la cloison est en bonne voie de guérison.

Prescription — Même traitement ; toucher les ulcérations de la paroi externe avec de la teinture d'iode pure.

Le 27. Plus de fétidité à droite, quoiqu'il y ait encore du coryza ; fétidité diminuée à gauche ; l'ulcération de la cloison est guérie ; l'ulcération antérieure de la paroi externe va mieux ; la postérieure, celle à fond grisâtre, reste dans le même état. — Même traitement ; cautérisation avec la teinture d'iode.

10 juin. Amélioration ; il n'y a plus de boursouflement autour de l'ulcération antérieure ; le boursouffement a diminué autour de la postérieure, mais celle-ci présente toujours le même aspect ; il n'y a cependant pas d'os à nu. — Même traitement.

Le 24. L'ulcération antérieure est presque guérie ; le fond de la postérieure commence à devenir rouge. — Même traitement.

25 juillet. L'ulcération antérieure est cicatrisée ; le fond de la postérieure n'est pas encore complètement détergé ; beaucoup moins de fétidité ; les ailes du nez sont moins épaissies et plus souples, les narines moins aplaties.

A partir de cette époque, l'observation n'a plus été continuée ; je me rappelle que, vers la fin d'août, l'ulcération était complètement détergée ; la guérison était assurée, mais il ne saurait dire l'époque à laquelle elle a été complète.

Obs. VII. — Ozène datant de quatorze ans. — Coryza ulcéreux. — Nécrose du tiers postérieur du cornet inférieur. — Traitement par les irrigations et l'huile de foie de morue à l'extérieur. — Guérison complète de l'ozène, incomplète du coryza.

Garçon de 24 ans, vient pour la première fois à la consultation spéciale de la Pitié, vers la fin du mois de mars. Il est atteint d'ozène depuis 14 ans ; il mouche continuellement des croûtes souvent striées de sang ; la puanteur est insupportable ; il a subi sans amélioration toute espèce de traitement ; poudres, injections, etc.; depuis trois ans, il fait, d'après les conseils de M. le Dr Choyau, qu'il à été consulter à l'hôpital de la Charité, des injections de permanganate de potasse ; il a été un peu amélioré au début de ce traitement ; mais l'amélioration n'a pas duré. Depuis très-longtemps, il prend de l'huile de foie de morue à la dose de deux cuillerées à bouche par jour.

État actuel. — Puanteur insupportable venant des deux fosses nasales, nez aplati à sa racine, ailes du nez très-épaisses, narines aplaties ; légères ulcérations à leur face interne ; lèvre supérieure épaisse ; ganglions sous-maxillaires engorgés ; peu de phimosis nasal. A l'exploration, des deux côtés, muqueuse rouge et boursouflée, obstruction presque complète des fosses nasales ; cependant l'expiration forcée est possible des deux côtés. — Traitement, continuer l'usage de l'huile de foie de morue à l'intérieur. — Substituer les irrigations aux injections de permanganate de potasse.

Mi-avril. — L'obstruction est encore assez prononcée pour rendre impossible l'exploration des fosses nasales, si ce n'est dans l'étendue du quart ou du tiers antérieur. — Même traitement.

Fin avril. — On peut voir jusqu'à la partie moyenne des deux côtés; à droite ulcération à fond grisâtre, manifestement constitué par les faisceaux dissociés des faisceaux de la lame fibreuse de la pituitaire; cette ulcération à son siège sur le cornet moyen qu'elle dépasse en bas jusqu'à atteindre le cornet inférieur, il est impossible d'atteindre sa limite postérieure à cause du boursouflement de la muqueuse; le stylet n'arrive pas jusqu'à l'os; à gauche on n'aperçoit rien. — Même traitement.

Mai. — Les fosses nasales sont désobstruées; mais la muqueuse est encore boursouflée; elle l'est surtout à droite autour de l'ulcération dont elle masque une partie de l'étendue; à gauche à la partie postérieure de la paroi externe, ulcération allongée dans le sens antéro-postérieur. L'ozène a diminué. Le malade a confiance et prend très-bien son traitement. Il mouche toujours des croûtes. Continuer le traitement.

Juin. — Amélioration à droite; l'ulcération est toujours grisâtre; mais le boursouflement du pourtour a diminué; à gauche et en arrière sur la paroi externe, ulcération profonde paraissant occuper le quart environ du cornet inférieur. — Même traitement.

Juillet. — L'ulcération de droite commence à se déterger; des ilots rouges apparaissent sur le fond grisâtre. A gauche même état. — Même traitement.

Août. — L'ulcération de droite est en pleine voie de guérison; c'est à peine s'il existe encore quelques points grisâtres; à gauche, l'ulcération paraît s'être étendue en avant, ce qui est dû à ce que la muqueuse est moins boursouflée.

Septembre. — L'ulcération de droite est complètement guérie; à gauche on aperçoit très-nettement à nu le tiers postérieur du cornet inférieur; en le touchant avec le stylet, on s'aperçoit qu'il est mobile. Trois jours après l'examen, il tomba dans la gorge après une irrigation. A partir de ce moment, il n'y a plus d'ozène. La fétidité, du reste, avait déjà considérablement diminué depuis quelque temps; depuis quinze jours, on avait remplacé les irrigations au permanganate de potasse par celles à l'eau de Barège artificielle. Il reste encore du coryza chronique, pour lequel le malade continue le traitement. Il mouche encore quelques croûtes, surtout lorsqu'il vient à cesser l'usage de l'huile de foie de morue à l'intérieur. Il ne fait, du reste, qu'une ou deux irrigations par semaine.

D'Azambuja.

Obs. VIII. — (Comm. par M. Foix.)

La nommée Guyot, (Anastasie), âgée de 56 ans, sans profession, entrée le 28 avril 1870, salle Sainte-Agathe, lit n° 16.

Il y a deux ans, elle a été soignée pour deux abcès à l'épaule droite dont la durée a été d'environ un mois. On aperçoit encore au-dessus et au-dessous de l'épine de l'omoplate, à la naissance de l'acromion, deux cicatrices profondément déprimées, exactement arrondies, violacées et reposant directement sur le tissu osseux, sans y adhérer; elles sont séparées par une exostose de l'épine scapulaire, exostose qui se continue, à deux travers de doigts en dedans d'elles sur l'épine qui, ayant conservé sa hauteur, s'est manifestement accrue en épaisseur du côté des fosses sus et sous-épineuses, surtout du côté de la première. La malade y éprouve encore quelques rares élancements spontanés; la pression y détermine une douleur assez vive, surtout en dedans des cicatrices là où l'exubérance osseuse est la plus saillante.

Huit jours après sa sortie de l'hôpital, la malade a été prise d'enchifrènement dans les deux narines; elle mouchait du mucus sanieux et des croûtes qu'elle détachait de temps en temps par des fumigations, lorsque la respiration venait à être trop gênée; depuis cette époque, le mal a toujours continué avec des alternatives en bien et en mal.

Etat actuel. — La narine gauche est libre; la droite est presque imperméable à l'air; à l'examen rhinoscopique, elle paraît complètement obstruée par un corps grisâtre, d'un gris sâle, rugueux à sa surface, consistant et rugueux sous le stylet; il commence à 1 centimètre et demi en arrière de l'orifice antérieur.

Diagnostic. — Ulcère de la fosse nasale droite revêtu d'une croûte rugueuse. Enfin le nez s'est déprimé à la partie inférieure des os propres, et est fortement busqué. La malade ne s'est jamais aperçu d'avoir mouché d'os.

Depuis quatre mois environ, la région de la bosse pariétale droite est devenue le siége d'une tumeur arrondie hémisphérique qui a été percée il y a trois mois environ. Elle est apparue sans élancements, elle ne détermine plus de douleurs. Elle présente une dureté osseuse dans toute son étendue, si ce n'est au centre dans une étendue de la pulpe du doigt, où elle est ramollie; l'ouverture qui a persisté donne issue à une substance d'un jaune demi-transparent et légèrement visqueuse. — Traitement mixte. — Tisane de gentiane. — Injection dans le nez. — *Nota.* La malade est en outre atteinte de rétrécissement aortique ayant déterminé de l'hypertrophie du cœur et de l'œdème des membres inférieures qui disparait et se reproduit à différentes époques.

2 mai. — Odeur fétide des narines ; la fosse nasale droite est redevenue perméable à l'air à la suite de la chute des croûtes déterminées par les injections ; l'injection faite par la narine droite revient par la gauche.

6 mai. — A la place occupée par la croûte, l'examen au *spéculum nasi* fait voir un ulcère ovalaire à grand diamètre antéro-postérieur, à fond grisâtre et granuleux. — Traitement : cautérisation avec teinture d'iode tous les deux jours, injections, traitement mixte.

9 mai. — Odeur fétide toujours prononcée. — Même traitement.

13 mai. — Les croûtes ont reparu dans la fosse nasale droite.

Le 15. Stomatite mercurielle surtout à gauche, bord gauche de la langue et joue gauche ; liséré blanc grisâtre à la sertissure des dents ; odeur fétide de l'haleine. — Suspension du traitement mercuriel depuis hier ; gargarisme au chlorate de potasse. Du reste, pas d'amélioration.

Le 22. Etat stationnaire.

4 juin. L'exostose crânienne a beaucoup diminué ; elle suppure assez abondamment. L'ulcère nasal a diminué d'étendue et de profondeur. Plus de stomatite.

Le 16. On enlève de la tumeur crânienne, à la surface de laquelle se trouvent trois vastes fongosités, une esquille osseuse appartenant au pariétal, comprenant toute l'épaisseur de l'os, blanche, sèche, percée de trous vasculaires très-augmentés de volume et portant sur sa face interne une gouttière profonde criblée de trous et qui n'est qu'une exagération d'une des goutières logeant les branches de l'artère méningée moyenne ; l'exostose siége en avant de la bosse pariétale droite. — Cautérisation des fongosités.

Le 17. L'ulcère de la tête a considérablement diminué ; l'ulcère de la narine très-superficiel, très-petit, d'un centimètre de diamètre environ, a bon aspect. — Même traitement.

Le 30. Tumeur crânienne complètement guérie ; cupule logeant la pulpe de deux doigts sans os au fond ; pas de battements ; ulcère nasal très-diminué ; exeat.

18 août. Tous les vendredis à la consultation, cautérisation avec teinture d'iode. — Traitement antisyphilitique. — Guérison complète.

Remarque. — Chez cette malade les cautérisations ont été faites du 8 au 22 mai, sans l'usage du *spéculum nasi*; ce n'est que ce jour là que l'interne du service s'aperçut que l'ulcération en apparence débarrassée de croûtes était en réalité recouverte d'une lamelle jaunâtre assez molle dont le bord antérieur était légèrement sou- evé. A partir de ce moment, les cautérisations furent faites en s'aidant du spéculum et en ayant chaque fois la précaution d'en lever la croûte qui ne se détachait que rarement sous l'influence des irrigations. Aussi la guérison fut-elle complète le 18 août.

Obs. IX. — Ozène. — Coryza ulcéreux syphilitique. — Traitement par les irrigations et l'iodure de potassium à l'intérieur. — Eruption iodique dans la fosse nasale malade. — Suspension de l'iodure de po- tassium. — Guérison.

B. V., douanier, âgé de 55 ans. Chancre à 25 ans, suivi de roséole et de plaques muqueuses à la gorge. Traitement mercuriel. Pas d'autres accidents syphilitiques jusqu'en 1871. A cette époque, en- chifrènement avec ozène dans la fosse nasale droite. A été déjà traité à l'hôpital de la Pitié par M. le Dr Duplay (irrigations, cau- térisation directe et iodure de potassium). A cessé de venir à la Pitié depuis le départ de M. Duplay 1er janvier 1873. Il a continué le traitement sauf les cautérisations. Malgré cela, la guérison n'est pas survenue, comme il l'espérait. Il revient à la Pitié au com- mencement de mars 1873.

État actuel. — Le malade mouche des croûtes; fétidité de l'air expiré par la fosse nasale droite; à l'examen au *spéculum nasi*, la muqueuse est à peu près normale sur la paroi externe et sur le plancher; sur la cloison, ulcération allongée dans le sens antéro- postérieur, de 1 cent. 1/2 d'étendue environ, à fond rose, granu- leux; tout autour dans toute la moitié antérieure de la cloison, la muqueuse est d'un rouge luisant.—Prescription : continuer le trai- tement; cautérisation directe de l'ulcération avec la teinture d'iode.

Avril 73. L'ulcération est presque complètement cicatrisée, le malade se trouve beaucoup mieux; mais il mouche encore des croûtes, il éprouve une sensation de sécheresse et de cuisson dans la fosse nasale droite, pendant l'inspiration. Même traitement.

Juin 1873. Il n'y a plus d'ulcération, ni de fétidité de l'haleine, mais la respiration par la fosse nasale est toujours désagréable; la muqueuse de la cloison est toujours d'un rouge vif, luisant. Même traitement.

Juillet. En examinant avec soin la muqueuse de la cloison, on

s'aperçoit que la rougeur n'est pas uniforme ; mais qu'il existe ma-
festement un pointillé très-fin. Du reste , pas d'autres traces
d'iodisme. On suspend l'iodure de potassium, continuer les irrigations avec de l'alun au $\frac{1}{1000}$.

Au commencement d'août, le malade revient complètement
guéri.

Obs. X. — Communiquée par M. Foix.

La nommée Dagoreau (Jeanne), âgée de 33 ans, sans profession,
entrée le 10 juin 1870 à la consultation. Depuis deux mois elle s'est
aperçue que son nez enflait à droite et qu'il y avait de l'enchifrènement dans la narine de ce côté; la malade ne mouche pas davantage, elle n'a jamais mouché ni du sang, ni des croûtes. Depuis
quinze jours la narine est complètement bouchée ; depuis cette
époque, elle coule davantage; la narine gauche est parfaitement
perméable à l'air ; elle n'est jamais enchifrenée. Enfin depuis huit
jours, il est survenu à la voûte palatine une grosseur que la malade a d'abord regardée comme le résultat d'une brûlure.

Elle a eu des accidents strumeux dans son enfance, adénites
sous-maxillaires et cervicales, gourmes à la tête, etc. : du reste, la
malade s'est toujours bien portée à part quelques accidents gas-
tralgiques sans importance. Mariée depuis onze ans, elle a eu six
enfants; les deux premiers sont très-bien venus ; le troisième est
mort-né, le quatrième a succombé à l'hydrocéphalie , les deux
derniers sont bien portants. La malade n'a jamais rien éprouvé
du côté des parties génitales; pas d'éruptions, pas de maux de
gorge, pas de croûtes dans les cheveux, pas de chute des cheveux. Il n'y a pas d'adénite inguinale, pas de polyadénite sous-
occipitale. Céphalalgie sus-orbitaire à droite.

Etat local. 1º Nez gonflé et un peu rouge au niveau de l'os
propre du nez droit, douloureux à la pression. A l'examen rhinoscopique, fosse nasale droite presque complètement obstruée immédiatement en arrière de l'orifice supérieur de la narine ; un seul
point reste perméable par lequel l'air passe difficilement lorsqu'on
fait souffler, la narine opposée étant fermée; sur la paroi externe,
muqueuse épaissie, boursouflée, avec un noyau d'induration appré-
ciable au stylet et supportant une large ulcération à fond bour-
geonnant, à bords réguliers et œdémateux, l'ulcération est ovalaire à
grand diamètre antéro-postérieur; sur la cloison, muqueuse rouge

et fongueuse mais beaucoup moins que sur la paroi externe ; immédiatement en arrière de l'orifice supérieur de la narine, petite ulcération peu profonde, allongée verticalement et dont le fond est recouvert d'un exsudat grisâtre.

2º Voûte palatine. A peu près à égale distance du rebord alvéolaire et du bord postérieur de la voûte palatine, immédiatement à côté de la ligne médiane, à droite, tumeur un peu rouge, mollasse, hémisphérique, un peu aplatie, paraisssant légèrement bilobée, du volume d'une grosse cerise. — Traitement : Irrigations dans la narine droite ; proto-iodure d'hydrargyre et iodure de potassium.

14 juin. Amélioration marquée ; l'ulcère de la paroi externe est beaucoup moins saignant ; celui de la cloison a meilleur aspect ; le plancher de la fosse nasale, à peine visible, paraît rouge et fongueux ; la tumeur palatine a peut-être un peu diminué.

Le 17. La fosse nasale droite est facilement perméable à l'air ; fetidité considérable de l'air expiré, écoulement d'un liquide séreux ; à l'examen rhinoscopique, l'ulcère de la paroi est très-peu saillant au-dessus du niveau de la muqueuse environnante ; le bourrelet induré qui le supporte a diminué d'étendue, le stylet qui peut arriver facilement dessus ne pénètre nulle part jusqu'à l'os ; l'ulcère de la paroi interne est presque guéri. Mais on peut voir aujourd'hui que toute la muqueuse des fosses nasales qu'on ne pouvait pas apercevoir auparavant est rouge, fongueuse et exulcérée en plusieurs points, surtout sur la cloison jusqu'à la voûte ; sur le plancher existe une tumeur arrondie, recouverte par la muqueuse vascularisée et dont le centre se laisse déprimer par le stylet ; elle correspond manifestement par son siége à celle de la voûte palatine dont elle a à peu près le volume. Cette dernière a sensiblement diminué. La céphalalgie sus-orbitraire a complètement cessé. Même traitement. Irrigations. Traitement mixte.

Le 24. Amélioration ; cautérisation directe des ulcérations avec la teinture d'iode.

15 juillet. Depuis trois semaines, la malade n'est pas revenue ; son pharmacien lui a appris que le proto-iodure d'hydrargyre était du mercure ; elle a alors cessé tout traitement interne, les ulcérations de la pituitaire sont dans le même état ou un peu améliorées ; mais la gomme de la voûte palatine est ulcérée, ainsi que la petite tumeur du plancher de la fosse nasale. Elle n'accepte cependant qu'avec une extrême répugnance la nécessité de prendre du proto-iodure d'hydrargyre. — Traitement : Irrigations, sirop de Gibert deux cuillerées à bouche par jour.

Le 22. Amélioration notable ; toujours même répugnance pour le traitement mercuriel, défiance marquée pour le sirop de Gibert. Traitée un peu brusquement, elle n'a plus reparu à la consultation.

Obs. XI. — Ozène. — Perforation de la cloison; coryza nécrosique. — Ostéite de l'os propre du nez. — Traitement par les irrigations et l'iodure de potassium à l'intérieur.

Femme de 35 ans environ, fort peu curieuse de donner son nom. A eu, il y a longtemps, la syphilis, qu'elle avoue, mais ne sait ou ne peut donner d'autres renseignements. Il y a un an, elle a été enchifrenée, et à la suite de cet enchifrènement, elle a eu une perforation de la cloison immédiatement en arrière de l'isthme nasal. Depuis quelque temps, elle souffre du nez à gauche et est enchifrenée de ce côté; elle mouche des croûtes.

Etat actuel 20 juillet 1873. — On aperçoit facilement la perforation de la cloison et l'on peut passer le stylet de la fosse nasale gauche dans celle de droite. Sur la cloison, la muqueuse paraît normale, mais elle est rouge et boursouflée en avant et en haut; le cornet moyen touche à la cloison et à la partie antérieure de la fosse nasale. De plus, au niveau de l'os propre du nez, la peau est rouge, érysipélateuse; cette rougeur dépasse très-peu la ligne médiane, s'avance légèrement sur la paupière inférieure et descend également sur l'aile du nez; la pression est douloureuse à ce niveau; les parties sont augmentées de volume. Cette rougeur dure depuis une huitaine de jours; il n'y a eu ni fièvre, ni inappétence au début; seulement quelques élancements qui persistent encore et qui ne sont pas plus fréquents la nuit que le jour. — Traitement : Irrigations avec la solution de tannin au $\frac{1}{1000}$, iodure de potassium à l'intérieur à la dose de 2 grammes par jour.

Le 27. Malgré toutes les recommandations, la malade s'est contentée de faire des injections avec une seringue en verre. Même état.

10 août. Le boursouflement de la muqueuse à diminué; on aperçoit en haut et en avant une masse blanchâtre sans forme déterminée; le bec de la sonde cannelée pénètre facilement dans cette masse et ramène des grumeaux de substance caséeuse. La rougeur persiste; les élancements ont diminué.

Septembre. La malade vient fort irrégulièrement; elle fait mal le traitement, sous prétexte qu'elle en est empêchée par ses occupations. Il n'existe plus de masse caséeuse en haut et en avant. La rougeur érysipélateuse de la peau a complètement disparu sans desquamation. Il n'y a plus de fétidité; mais les élancements persistent encore, quoique plus rares et moins douloureux.

La malade est encore venue très-irrégulièrement en octobre et en novembre. Son état était fort amélioré, mais il y avait encore du boursouflement de la muqueuse en avant et en haut, et de la douleur à la pression au niveau de l'os propre du nez. La dernière fois qu'elle est venue, on lui a prescrit des irrigations avec de l'eau de guimauve.

Obs. XII. — Ozène. — Coryza sec. — Irrigations. — Huile de foie de morue. — Guérison de l'ozène. — Récidives.

J. V. est atteint depuis deux ans d'ozène, affection pour laquelle il a été renvoyé de l'armée où il avait un grade de sous-officier. Venu à la consultation de la Pitié vers la fin de juin 1873.

Il a eu pendant son enfance des accidents scrofuleux, gourmes et engorgements ganglionnaires; a toujours un peu d'enchifrènement; cependant il respire facilement par le nez; mais il mouche des croûtes molles brunâtres et sent très-mauvais du nez.

Etat actuel. Des deux côtés la pituitaire est saine dans la moitié antérieure des fosses nasales; dans la moitié postérieure, elle est rouge, mais sans gonflement marqué; elle est de plus tapissée par places de lamelles jaune brun sale allongées dans le sens vertical; elles occupent la partie postérieure de la cloison et de la partie externe; mais elles sont surtout nombreuses sur la paroi postérieure du pharynx; la muqueuse qui les sépare est rouge, vascularisée et présente dans la portion pharyngienne de nombreuses granulations (pharyngite granuleuse). Les lésions pharyngiennes s'arrêtent d'une manière très-nette au niveau du bord libre du voile du palais; celui-ci vient-il à s'élever, on les aperçoit en assez grand nombre; on n'en aperçoit plus, dès que le voile est au repos. Elles se laissent détacher, quoique assez difficilement, par le stylet. — Traitement : Irrigations avec eau de Baréges artificielle; huile de foie de morue à l'intérieur.

Juillet. Les croûtes ont diminué ainsi que la fétidité. — Même traitement.

Août. Il reste encore des croûtes en quantité, mais il n'y a plus d'ozène. — Continuer le traitement.

Octobre. Le malade a suspendu pendant les chaleurs l'usage de l'huile de foie de morue ; le nombre des croûtes a augmenté ; il est revenu un peu de fétidité.

Il y a eu une autre récidive en décembre. Peut-être les irrigations au chlorate de potasse auraient-elles donné, dans ce cas, de meilleurs résultats.

Observations de M. Rouge (*de Lausanne*).

Observation I. — Mikias, jeune garçon russe, âgé de 10 ans, En traitement pour pied équin varus dans un établissement orthopédique de notre ville. Ozène ayant débuté il y a quatre ans ; depuis cette époque, odeur infecte par le nez. Ce garçon vit séparé de sa famille sous la direction d'une gouvernante. On sent horriblement mauvais dans la chambre qu'il habite, pièce grande cependant et bien aérée. Catarrhe du sac lacrymal à gauche.

Le 6 juin, anesthésie complète par le chloroforme ; incision dans le sillon gengivo-labial supérieur ; section de la cloison cartilagineuse à son insertion sur l'épine nasale antérieure ; l'aile gauche du nez est entièrement mobilisée d'un coup de ciseaux. L'introduction du doigt permet de reconnaître les séquestres dans la moitié gauche des fosses nasales ; j'extrais facilement avec des pinces à polypes une partie de l'apophyse montante du maxillaire, un second fragment osseux fixé entre les cornets moyens et inférieurs, un troisième placé à la partie postérieure de la cavité du nez. Tous les séquestres sont ramollis, macérés, infects. Je racle avec une gouge un point suspect, ulcéré, en haut vers la racine du nez, au sommet de l'apophyse montante du maxillaire. Injection d'eau fraîche dans les fosses nasales. Je laisse retomber la lèvre, et les surfaces saignantes de l'incision reprennent d'elles-mêmes leurs rapports normaux. — Le lendemain, 7 juin, aucune réaction. Réunion de la plaie par première intention. Plus d'odeur ; disparition complète de l'ozène. Guérison aussi entière que rapide.

Obs. II. — Mme D., âgée de 30 ans, entrée à l'hôpital le 23 juillet.
Ozène syphilitique ; odeur fétide, repoussante. Malade depuis cinq ans. Je lui ai déjà pratiqué l'uraniscoplastie en 1867. A fait des traitements spécifiques soit chez elle, soit à l'hôpital. Douches nasales avec l'hyposulfite de soude. Revient d'une cure à Lavey-les-Bains. Infecte la salle qu'elle habite.

Le 25 juillet, anesthésie par le chloroforme. Incision dans le sillon gengivo-labial supérieur, section de la cloison à son insertion sur l'épine nasale, et des ailes du nez à ras des apophyses montante du maxillaire. Hémorrhagie peu abondante, facilement arrêtée par des applications de charpie imbibée d'eau glacée. Extraction avec des pinces à pansement, avec un levier, de séquestres fétides, comprenant tout le vomer et une partie des cornets inférieurs droit et gauche. Les fosses nasales bien nettoyées, je laisse retomber la lèvre; le nez reprend sa place, et je recommande à l'opérée de se tenir dans la bouche de petits morceaux de glace. Le soir, t. 38,2. — Le 26, pas de réaction ; t. 37,1 ; nuit excellente; pas de douleur; réunion de la plaie. L'odeur a entièrement disparu. Le soir, t. 38. — Le 27, la malade se lève guérie. Elle quitte l'hôpital le 31 juillet, et son mari vient me remercier d'avoir débarrassé sa femme d'une infirmité qui lui rendait difficile la vie matrimoniale.

Obs. III. — Mme Ch., 30 ans, entrée à l'hôpital le 24 août.

Affection d'ozène depuis sept ans. Cette femme atteinte de trichiasis est venue à l'Asile des aveugles, d'où M. le Dr Dufour me l'envoie. Le 25 août, chloroforme; le nez est détaché par-dessous ; à l'inspection directe des cavités nasales, tout d'abord je ne trouve rien ; cependant je découvre que la cloison osseuse enchâssée dans la muqueuse épaissie est mobile; je l'extrais sans effort avec une pince à pansement; elle est entièrement nécrosée, comme de l'ivoire, et dentelée sur son pourtour. Ceci fait, je badigeonne la pituitaire avec le crayon de nitrate d'argent et je laisse retomber la lèvre, ayant soin que le sectum s'ajuste exactement sur l'épine nasale. Le soir, t. 37,2. Le lendemain matin, t. 37,3 ; plus d'odeur; la plaie est réunie; aucune réaction, et la malade se rend à pied dans l'après-midi chez le photographe, dont le domicile est à vingt minutes environ de l'hôpital. On voit dans ce dessin, fait d'après cette photographie, qu'il n'y a pas la plus petite difformité, pas le moindre gonflement de la lèvre, ce qui semblerait cependant devoir exister. Le soir, t. 37,5. Le 27, au matin, t. 37, le soir, 37,1. — Le 28, t. 37,4. Un parent de cette malade est également venu me témoigner son contentement de la réussite de l'opération, succès constaté par plusieurs de mes collègues, entre autres par M. le Dr Dufour, qui m'avait adressé la malade. Je l'opérai ensuite d'un double entropion de chaque côté par excision de lambeaux cutanés.

Obs. IV. — Mlle M..., 18 ans, entrée à l'hôpital le 3 septembre, sort guérie le 9 septembre. D'un extérieur très-agréable ; affectée de punaisie depuis trois ans. L'odeur est si forte que je suis obligé d'ouvrir portes et fenêtres après sa visite.

Le 6 septembre, t. 37,4; chloroforme. Cette jeune personne a le nez légèrement retroussé, ce qui tient à la saillie assez considérable de l'épine nasale. Hémorrhagie abondante maîtrisée par la compression directe, et des applications de charpie imbibée d'eau de Pagliari. L'ouverture des fosses nasales est assez large pour qu'il ne soit pas nécessaire de détacher les ailes du nez. Je constate avec le doigt une ulcération, une carie au fond de la fosse nasale droite en bas et en dehors. Je gouge, j'évide l'os, et j'arrive à perforer la paroi du sinus maxillaire. Cautérisation de la pituitaire avec le nitrate d'argent. Le soir, t. 38. — Le lendemain, t. 37,1 ; réunion de la plaie par première intention ; nuit excellente; aucune réaction. Le soir, t. 37,3. La malade se lève. Le 8, t. 37,4. Le 9, t. 37,3. Quelques jours après elle m'adressait sa photographie, qui prouve que ses traits n'ont en rien souffert de l'opération. L'odeur a complètement disparu de suite après l'évidement.

Obs. V. — Mlle S..., âgée de 12 ans, affectée d'ozène depuis l'âge de 5 ans, à la suite d'une fièvre typhoïde. Cette jeune fille m'est adressée par le sujet de l'observation IV. Comme les précédentes malades, elle a subi les traitements les plus variés, les plus complets. Son infirmité lui créait une existence pénible; elle vivait isolée au milieu de sa famille, tellement était repoussante l'odeur qu'elle exhalait par le nez. Elle jouit d'une bonne santé. — L'exploration avec un stylet ne me donne aucune indication sur le siége précis du mal.

Le 22 octobre, chloroforme. Incision de la lèvre en dedans dans le sillon gengivo-labial; épine nasale très-développée, proéminente. Incision de la sous-cloison qui est détachée du squelette ; simple débridement à droite et à gauche, qui suffit pour me donner du jeu, sans que j'aie besoin de détacher complètement les ailes du nez. Avec le doigt je découvre un point carié au fond et en haut dans la région ethmoïdale à droite; je le gouge. J'extrais ensuite, de l'intervalle des cornets moyen et supérieur, un fragment osseux déformé, du volume d'une grosse amande, recouvert de fongosités et ayant une odeur infecte. Je gouge un point carié, de la dimension

du bout de doigt, en haut et au fond, dans la direction de l'extrémité postérieure du cornet supérieur. A gauche, je gouge par précaution un point du cornet inférieur en arrière. Badigeonnage avec
la pierre. Un gramme de chloral le soir ; elle en rejette une partie ;
cependant elle dort toute la nuit (1). Le lendemain l'opérée se lève ;
la plaie est réunie. La jeune fille sortit le surlendemain. On m'ap-
pela le 28, six jours après l'opération ; la jeune fille avait mal à la
tête ; elle pleurait sans motif ; elle avait eu un peu de délire dans la
nuit, 0,40 centigr. de calomel. Cette indisposition n'eut pas de
suite. La malade est venue me rendre visite, me dire combien elle
était heureuse de ne plus avoir son infirmité, et je reçus peu après
une lettre de ses parents, qui me témoignaient toute leur reconnais-
sance pour la réussite de l'opération.

Obs. VI. — Mlle W..., 28 ans, entrée à l'hôpital le 23 octobre.
L'ozène date d'une vingtaine d'années ; il aurait débuté, d'après le
dire d'une tante, à 12 mois. Fille brune à nez tout à fait aplati à
sa racine, relevé à son extrémité ; narines assez larges ; la respiration nasale si fétide, que cette pauvre fille ne pouvait tenir nulle
part, et qu'elle vit chez une personne qui la garde par commiséra-
tion.

Le 23 octobre, chloroforme ; la malade était, comme la précé-
dente, couchée sur le côté droit. La sous-cloison étant détachée à
son insertion aux os, j'ai une ouverture suffisante. La cloison osseuse n'existe plus ; les os propres du nez me paraissent amincis et
en quelque sorte flexibles. Le doigt introduit dans la fosse nasale
droite y constate en haut la présence d'un séquestre, qui, refoulé
pendant l'exploration faite par un des assistants, disparaît en arrière par l'ouverture postérieure de la cavité. J'en trouve d'autres
provenant de la cloison, tous infects et variant, quant au volume,
de celui d'une fève à celui d'un haricot, en putrilage ; la muqueuse
est lisse partout, sans ulcération, sauf cependant à l'extrémité supérieure de l'apophyse montante ; au fond de cette ulcération, point
osseux ramolli, carié, que je gouge. L'hémorrhagie a été assez
abondante, mais elle n'a nécessité ni ligatures, ni moyens hémo-
statiques autres que la compression directe où indirecte par l'inter-
médiaire de la lèvre fortement appliquée sur la plaie. Comme d'habitude, pas de pansement. — Le lendemain, t. 38,1 ; la plaie est

(1) La température de cette malade, soignée chez ses parents, n'a pas
été prise.

réunie, et la malade sans aucune réaction, parfaitement bien, va chez le photographe en ville. Pas de trace de gonflement de la lèvre ni du nez. Le soir, t. 37,2. Le 26 au matin, t. 37,2; le soir, 37,2.

Toute odeur a disparu, et l'opérée, isolée jusqu'ici dans une chambre particulière, peut entrer dans une salle commune. Cependant, le 28, on s'aperçoit que la respiration nasale n'est pas pure. Lavage à l'aide d'injections. Le 29, je fais une injection de liqueur de Villate dans les fosses nasales, après avoir pris les précautions suivantes : avec la sonde Belloc je conduis d'arrière en avant un tampon de coton qui ramonne la fosse nasale droite; ce premier tampon en entraîne un second, qui vient obstruer l'orifice postérieur de la cavité. Même opération à gauche; j'injecte alors le liquide qui ne risque pas d'être avalé. On continue quelques jours l'emploi de la liqueur de Villate. Toutefois il persiste un peu d'odeur. En examinant la malade, je constate un jour qu'il existe un point dur, sec, dépouillé de revêtement muqueux directement en haut ; il y a évidemment une nécrose partielle de l'ethmoïde, qui a échappé à l'examen lors de l'opération qui sera faite à nouveau.

Ce point nécrosé avait sans doute été recouvert par un caillot, et avait échappé à l'exploration. Dans les cas d'ozène avec aplatissement de la racine du nez, c'est du côté de l'ethmoïde qu'il faudra pousser les investigations avec le plus grand soin.

Ce n'est point le procédé qu'il faut accuser dans ce dernier cas qui a été d'ailleurs considérablement amélioré. La malade est si satisfaite du résultat obtenu, qu'elle réclame une opération complémentaire. A été opérée à nouveau le 11 décembre.

Obs. VII. — C..., âgé de 18 ans, entre à l'hôpital le 26 novembre. Sujet pâle, anémique. Staphylôme de la cornée à droite. Nez entièrement aplati à la racine. Ozène datant de l'âge de 7 ou 8 ans. Ce malade m'est adressé par M. le Dr Dufour.

Le 29 novembre, chloroforme. Incision dans le sillon gengivolabial, section de la sous-cloison; hémorrhagie en nappe abondante, compression directe sur la plaie. Le doigt introduit dans les fosses nasales constate une ulcération osseuse sur le bord du cornet supérieur, et une carie de l'os planum de l'ethmoïde, lésions facilement constatées par les assistants, au nombre desquels se trouvait M. le Dr Brendel, d'Odessa. Ces parties sont gougées. L'opération faite, le doigt pénètre en arrière du globe de l'œil, dans la cavité de l'orbite, par l'endroit évidé. Lavage à grande eau des fosses

nasales, qui sont badigeonnées avec le crayon de nitrate d'argent.
Le nez, la lèvre sont remis en place. Comme dans les autres cas,
ni pansement, ni suture. Dans l'après-midi, hémorrhagie par la
narine droite; l'écoulement de sang paraît assez abondant à l'interne de service pour qu'il pratique le tamponnement de la fosse
nasale droite. Le soir, t. 38. Nuit bonne. Le lendemain la plaie est
réunie par première intention. Temp. 37,5. Plus d'odeur, ainsi
que cela se constata les jours suivants. Ecchymose de la conjonc-
tive et de la paupière inférieure due à l'évidement d'une paroi de
l'orbite. Le soir, t. 37,5. Le 1er décembre, t. 38; le soir, 37,2. Le
malade a été présenté à la Société de médecine vaudoise, qui a constaté la guérison quatre jours aprè l'opération.

Il serait intéressant dans ce cas de relever le rapport qui peut
exister entre l'affection osseuse et le staphylôme. L'ostéite de
l'ethmoïde n'a-t-elle pas délerminé l'ophthalmie et entraîné la perte
de l'œil? N'est-ce pas à une ostéo-périostite subaiguë de l'orbite
qu'il faut rapporter la malignité des ulcères de la cornée chez les
sujets affectés d'ozène? Cette question serait grosse de développements; je ne peux que la poser ici (1).

Obs. VIII. — Mlle W., âgée de 28 ans, fut opérée à nouveau le
11 décembre dernier. Il s'agissait d'enlever une portion nécrosée
et cariée de l'ethmoïde, qui n'avait pas été aperçue dans la première opération; à cela se rattachait la persistance d'un peu d'o-
deur. L'ozène de Mlle W. s'était d'ailleurs tellement amélioré par
l'évidement pratiqué, qu'elle me pria avec instance de la débarras-
ser entièrement de son mal par une nouvelle opération. Le stylet
arrivait sur l'ethmoïde qui donnait un bruit sec. — Le 11 décembre,
chloroforme. Le bistouri suit la cicatrice existant dans le sillon
gengivo-labial supérieur; je détache le nez suivant mon procédé,
en coupant des deux côtés l'insertion des narines. Avec la gouge,
j'enlève toute la partie supérieure de l'ethmoïde, de telle sorte que
le doigt arrive directement sur la face horizontale, inférieure de
cet os. Ceci fait, je sens du côté droit tout en haut, une ulcération
osseuse qui appartient à l'os planum, que je gouge sur l'étendue
d'un centimètre de diamètre environ; le doigt introduit par cette

(1) L'obstruction des voies lacrymales par le gonflement des parties
voisines, par la propagation du processus inflammatoire, joue aussi
dans les ophthalmies chez de pareils sujets un rôle qu'il ne faut pas
méconnaître.

perforation arrive dans la cavité de l'orbite derrière le globe de l'œil. Lavage à grande eau des fosses nasales pour enlever le sang et les caillots. Badigeonnage au nitrate d'argent. Le nez et la lèvre sont remis en place. — Le soir, gonflement des paupières à droite. t. 37°,2. — Le 12, t. 37o. Ecchymose des paupières qui sont assez tuméfiées pour cacher le globe oculaire. Pas de douleur. Etat général excellent. Compresses froides. Le soir, t. 38°,4. — Le lendemain 13 ; t. 37°,2. Nuit bonne ; le gonflement a diminué ; l'œil se découvre ; la malade mange avec appétit et demande à se lever. Le soir, t. 38°,6. Vers les neuf heures, l'opérée se plaint de céphalalgie. Agitation dans la nuit. — Le 14, t. 39°,1. Vive excitation ; incohérence dans les idées ; se plaint beaucoup de la tête et d'une douleur entre les épaules. (Glace sur la tête ; vésicatoire à la nuque ; calomel, 5 grammes toutes les heures.) Le soir, t. 38°,2. L'agitation continue dans la nuit. — Le 15, t. 38°,1. Plus de connaissance. Agitation. — Le 16, le coma débuta avec une température de 37°. Le soir, 40o. — Le 17, t. 39°,8 ; mort à 6 heures et demie avec une température de 41°.

L'autopsie fut faite avec l'assistance de mon collègue M. de Cérenville et de M. le professeur du Plessis. On trouva ce qui était prévu, la veine ophthalmique obstruée par un caillot adhérent contenant des globules de pus ; il existait une méningite suppurée généralisée ; toutes les veines très-dilatées, et comme variqueuses, étaient gorgées de sang. Il n'y avait aucune fissure de l'ethmoïde ; la lame criblée était intacte ; nul foyer purulent dans son voisinage ; l'os était sain autour des limites de l'opération, qui avait porté sur la lame verticale et sur l'os planum.

Obs. IX. — Mlle X., âgée de 32 ans, scrofuleuse, hystérique, est atteinte de punaisie depuis six ans. Elle a fait deux cures à Lavey, une cure aux bains de Bex. Traitements les plus variés sans aucun bénéfice. Amélioration momentanée l'an passé à la suite d'expulsion de petits fragments osseux. Ayant appris la guérison d'une personne opérée par moi, Mlle X... vint me voir. Elle m'était adressée par son médecin, M. le D\r Pellis, des bains de Lavey.

L'opération eut lieu le 5 janvier, en présence de MM. les docteurs Reverdin de Genève, Joël, Larguier, et Francillon de Lausanne. Chloroforme. Incision dans le sillon gengivo-labial supérieur ; section de la cloison cartilagineuse à son insertion sur le squelette; les ailes du nez furent laissées en place; j'avais assez d'espace pour manœuvrer. Je reconnus une carie de l'extrémité antérieure du cornet supérieur gauche; il existait de plus une ulcération osseuse de la grandeur d'une pièce de cinquante centimes à peu près sur la face interne de l'apophyse montante du maxillaire supérieur gauche. Comme moi, les confrères qui m'assistaient reconnurent le siége et la nature des lésions. L'hémorrhagie en nappe, assez considérable, fut arrêtée par la compression. Les points malades furent gougés; je retirai du cornet supérieur quelques petits séquestres avec une pince à pansement. Lavage à grande eau des fosses nasales; badigeonnage avec le nitrate d'argent. — Le soir, t. 38. — Le lendemain 6 janvier, t. 37,4. Céphalalgie : c'est ce que la malade, très-nerveuse, très-impressionnable, appelle ses migraines. Vomissements chloroformiques depuis la veille; je dois noter que depuis un certain temps la qualité de mon chloroforme était mauvaise; tous mes opérés souffraient de malaise et de vomissements après l'anesthésie. Le soir, 39,6. — Le 7, la plaie est réunie, mais la lèvre est un peu gonflée; le nez qui était rouge à l'extrémité avant l'opération a perdu son incarnat; il a une coloration normale. Journée bonne; le soir 38,2. Le 8, t. 37; état général excellent, mange avec appétit; le soir, 39. — Le 9, t. 38. La malade qui est restée debout tout le jour a le soir une température de 39,6. — Le lendemain, 10, t. 37,2. Le soir, 37,2. — Le 11, 36; le soir, 36. Mlle X... est guérie. L'odeur a complètement disparu dès le jour de l'opération.

INDEX BIBLIOGRAPHIQUE.

Cazenave. Sur le coryza chronique non vénérien. Paris, 1835. — Piednoel. Des ulcères des fosses nasales. Th. Paris, 1857. — Trousseau. De l'ozène, Gaz. hebd., 1860. — Bull. gén. de thérapeutique, 1863. — Desaivre. Th. Paris, 1865. — Gailleton. Traitement de l'ozène, Jour. des conn. méd. chir., 1867. — Cousin. Études sur l'ozène. — Duplay. Pathologie externe, t. III, p. 798.